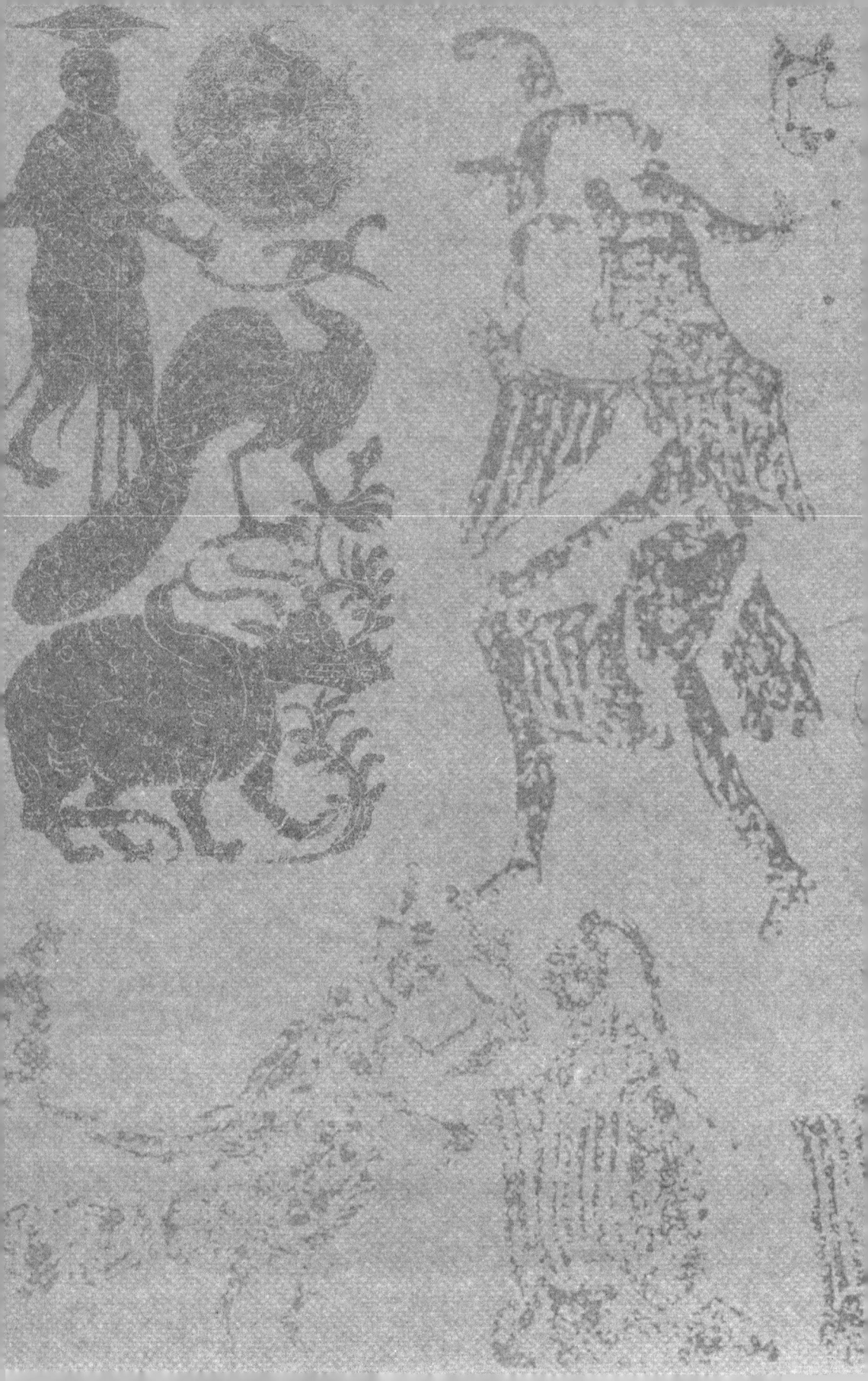

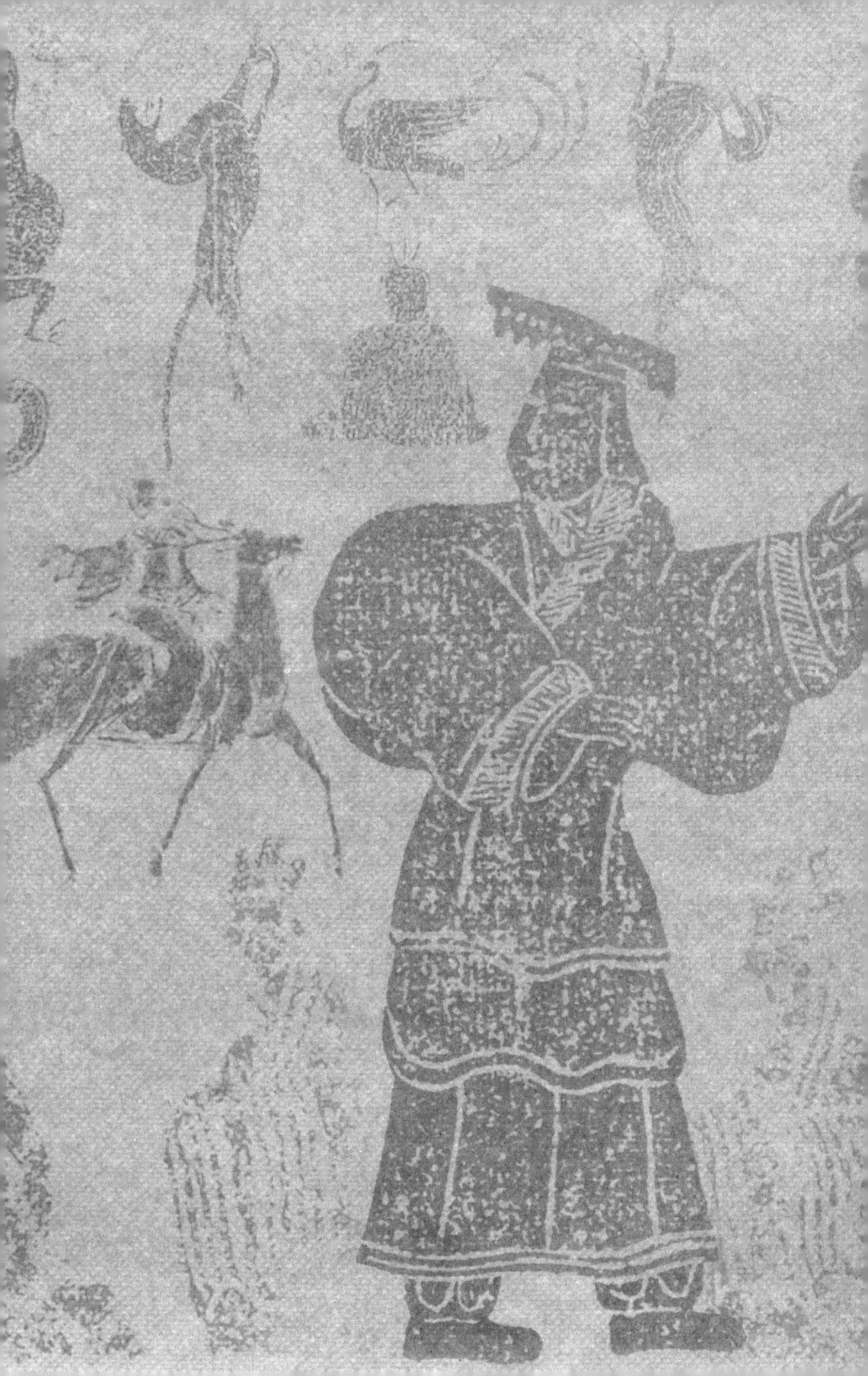

中国古医籍整理丛书

汉阳叶氏丛刻医集二种

清·叶志诜　编

章　原　张如青　校注

中国中医药出版社

·北京·

图书在版编目（CIP）数据

汉阳叶氏丛刻医集二种／（清）叶志诜编；章原，张如青校注 . —北京：中国中医药出版社，2015.12

（中国古医籍整理丛书）

ISBN 978 - 7 - 5132 - 2951 - 7

Ⅰ. ①汉… Ⅱ. ①叶… ②章… ③张… Ⅲ. ①中国医药学—古籍—汇编—中国—清代 Ⅳ. ①R2 - 52

中国版本图书馆 CIP 数据核字（2015）第 284894 号

中国中医药出版社出版

北京市朝阳区北三环东路 28 号易亨大厦 16 层

邮政编码　100013

传真　010 64405750

三河市鑫金马印装有限公司印刷

各地新华书店经销

*

开本 710 × 1000　1/16　印张 9.25　字数 40 千字

2015 年 12 月第 1 版　2015 年 12 月第 1 次印刷

书　号　ISBN 978 - 7 - 5132 - 2951 - 7

*

定价　28.00 元

网址　www.cptcm.com

国家中医药管理局
中医药古籍保护与利用能力建设项目
组织工作委员会

项目专家组

顾　问	马继兴　张灿玾　李经纬
组　长	余瀛鳌
成　员	李致忠　钱超尘　段逸山　严世芸　鲁兆麟
	郑金生　林端宜　欧阳兵　高文柱　柳长华
	王振国　王旭东　崔　蒙　严季澜　黄龙祥
	陈勇毅　张志清

项目办公室（组织工作委员会办公室）

主　任	王振国　王思成
副主任	王振宇　刘群峰　陈榕虎　杨振宁　朱毓梅
	刘更生　华中健
成　员	陈丽娜　邱岳　王庆　王鹏　王春燕
	郭瑞华　宋咏梅　周扬　范磊　张永泰
	罗海鹰　王爽　王捷　贺晓路　熊智波
秘　书	张丰聪

前 言

中医药古籍是传承中华优秀文化的重要载体，也是中医学传承数千年的知识宝库，凝聚着中华民族特有的精神价值、思维方法、生命理论和医疗经验，不仅对于传承中医学术具有重要的历史价值，更是现代中医药科技创新和学术进步的源头和根基。保护和利用好中医药古籍，是弘扬中国优秀传统文化、传承中医学术的必由之路，事关中医药事业发展全局。

1949 年以来，在政府的大力支持和推动下，开展了系统的中医药古籍整理研究。1958 年，国务院科学规划委员会古籍整理出版规划小组在北京成立，负责指导全国的古籍整理出版工作。1982 年，国务院古籍整理出版规划小组召开全国古籍整理出版规划会议，制定了《古籍整理出版规划（1982—1990）》，卫生部先后下达了两批 200 余种中医古籍整理任务，掀起了中医古籍整理研究的新高潮，对中医文化与学术的弘扬、传承和发展，发挥了极其重要的作用，产生了不可估量的深远影响。

2007 年《国务院办公厅关于进一步加强古籍保护工作的意见》明确提出进一步加强古籍整理、出版和研究利用，以及

"保护为主、抢救第一、合理利用、加强管理"的方针。2009年《国务院关于扶持和促进中医药事业发展的若干意见》指出，要"开展中医药古籍普查登记，建立综合信息数据库和珍贵古籍名录，加强整理、出版、研究和利用"。《中医药创新发展规划纲要（2006—2020）》强调继承与创新并重，推动中医药传承与创新发展。

2003～2010年，国家财政多次立项支持中国中医科学院开展针对性中医药古籍抢救保护工作，在中国中医科学院图书馆设立全国唯一的行业古籍保护中心，影印抢救濒危珍本、孤本中医古籍1640余种；整理发布《中国中医古籍总目》；遴选351种孤本收入《中医古籍孤本大全》影印出版；开展了海外中医古籍目录调研和孤本回归工作，收集了11个国家和2个地区137个图书馆的240余种书目，基本摸清流失海外的中医古籍现状，确定国内失传的中医药古籍共有220种，复制出版海外所藏中医药古籍133种。2010年，国家财政部、国家中医药管理局设立"中医药古籍保护与利用能力建设项目"，资助整理400余种中医药古籍，并着眼于加强中医药古籍保护和研究机构建设，培养中医古籍整理研究的后备人才，全面提高中医药古籍保护与利用能力。

在此，国家中医药管理局成立了中医药古籍保护和利用专家组和项目办公室，专家组负责项目指导、咨询、质量把关，项目办公室负责实施过程的统筹协调。专家组成员对古籍整理研究具有丰富的经验，有的专家从事古籍整理研究长达70余年，深知中医药古籍整理研究的重要性、艰巨性与复杂性，履行职责认真务实。专家组从书目确定、版本选择、点校、注释等各方面，为项目实施提供了强有力的专业指导。老一辈专家的学术水平和智慧，是项目成功的重要保证。项目承担单位山东中医药大学、南京中医药大学、上海中医药大学、福建中医药大学、浙江省中医药研究院、陕西省中医药研究院、河南省中医药研究院、辽宁中医药大学、成都中医药大学及所在省市中医药管理部门精心组织，充分发挥区域间互补协作的优势，并得到承担项目出版工作的中国中医药出版社大力配合，全面推进中医药古籍保护与利用网络体系的构建和人才队伍建设，使一批有志于中医学术传承与古籍整理工作的人才凝聚在一起，研究队伍日益壮大，研究水平不断提高。

本着"抢救、保护、发掘、利用"的理念，该项目重点选择近60年未曾出版的重要古医籍，综合考虑所选古籍的保护价值、学术价值和实用价值。400余种中医药古籍涵盖了医经、基础理论、诊法、伤寒金匮、温病、本草、方书、内科、外科、女科、儿科、伤科、眼科、咽喉口齿、针灸推拿、养生、医案医话医论、医史、临证综合等门类，跨越唐、宋、金元、明以迄清末。全部古籍均按照项目办公室组织完成的行业标准《中医古籍整理规范》及《中医药古籍整理细则》进行整理校注，绝大多数中医药古籍是第一次校注出版，一批孤本、稿本、抄本更是首次整理面世。对一些重要学术问题的研究成果，则集中收录于各书的"校注说明"或"校注后记"中。

"既出书又出人"是本项目追求的目标。近年来，中医药古籍整理工作形势严峻，老一辈逐渐退出，新一代普遍存在整理研究古籍的经验不足、专业思想不坚定等问题，使中医古籍整理面临人才流失严重、青黄不接的局面。通过本项目实施，搭建平台，完善机制，培养队伍，提升能力，经过近5年的建设，锻炼了一批优秀人才，老中青三代齐聚一堂，有效地稳定了研究队伍，为中医药古籍整理工作的开展和中医文化与学术的传承提供必备的知识和人才储备。

本项目的实施与《中国古医籍整理丛书》的出版，对于加强中医药古籍文献研究队伍建设、建立古籍研究平台，提高古籍整理水平均具有积极的推动作用，对弘扬我国优秀传统文化，推进中医药继承创新，进一步发挥中医药服务民众的养生保健与防病治病作用将产生深远影响。

第九届、第十届全国人大常委会副委员长许嘉璐先生，国家卫生计生委副主任、国家中医药管理局局长、中华中医药学会会长王国强先生，我国著名医史文献专家、中国中医科学院马继兴先生在百忙之中为丛书作序，我们深表敬意和感谢。

由于参与校注整理工作的人员较多，水平不一，诸多方面尚未臻完善，希望专家、读者不吝赐教。

国家中医药管理局中医药古籍保护与利用能力建设项目办公室
二〇一四年十二月

许 序

"中医"之名立，迄今不逾百年，所以冠以"中"字者，以别于"洋"与"西"也。慎思之，明辨之，斯名之出，无奈耳，或亦时人不甘泯没而特标其犹在之举也。

前此，祖传医术（今世方称为"学"）绵延数千载，救民无数；华夏屡遭时疫，皆仰之以度困厄。中华民族之未如印第安遭染殖民者所携疾病而族灭者，中医之功也。

医兴则国兴，国强则医强。百年运衰，岂但国土肢解，五千年文明亦不得全，非遭泯灭，即蒙冤扭曲。西方医学以其捷便速效，始则为传教之利器，继则以"科学"之冕畅行于中华。中医虽为内外所夹击，斥之为蒙昧，为伪医，然四亿同胞衣食不保，得获西医之益者甚寡，中医犹为人民之所赖。虽然，中国医学日益陵替，乃不可免，势使之然也。呜呼！覆巢之下安有完卵？

嗣后，国家新生，中医旋即得以重振，与西医并举，探寻结合之路。今也，中华诸多文化，自民俗、礼仪、工艺、戏曲、历史、文学，以至伦理、信仰，皆渐复起，中国医学之兴乃属必然。

迄今中医犹为国家医疗系统之辅，城市尤甚。何哉？盖一则西医赖声、光、电技术而于 20 世纪发展极速，中医则难见其进。二则国人惊羡西医之"立竿见影"，遂以为其事事胜于中医。然西医已自觉将入绝境：其若干医法正负效应相若，甚或负远逾于正；研究医理者，渐知人乃一整体，心、身非如中世纪所认定为二对立物，且人体亦非宇宙之中心，仅为其一小单位，与宇宙万象万物息息相关。认识至此，其已向中国医学之理念"靠拢"矣，虽彼未必知中国医学何如也。唯其不知中国医理何如，纯由其实践而有所悟，益以证中国之认识人体不为伪，亦不为玄虚。然国人知此趋向者，几人？

国医欲再现宋明清高峰，成国中主流医学，则一须继承，一须创新。继承则必深研原典，激清汰浊，复吸纳西医及我藏、蒙、维、回、苗、彝诸民族医术之精华；创新之道，在于今之科技，既用其器，亦参照其道，反思己之医理，审问之，笃行之，深化之，普及之，于普及中认知人体及环境古今之异，以建成当代国医理论。欲达于斯境，或需百年欤？予恐西医既已醒悟，若加力吸收中医精粹，促中医西医深度结合，形成 21 世纪之新医学，届时"制高点"将在何方？国人于此转折之机，能不忧虑而奋力乎？

予所谓深研之原典，非指一二习见之书、千古权威之作；就医界整体言之，所传所承自应为医籍之全部。盖后世名医所著，乃其秉诸前人所述，总结终生行医用药经验所得，自当已成今世、后世之要籍。

盛世修典，信然。盖典籍得修，方可言传言承。虽前此 50 余载已启医籍整理、出版之役，惜旋即中辍。阅 20 载再兴整理、出版之潮，世所罕见之要籍千余部陆续问世，洋洋大观。

今复有"中医药古籍保护与利用能力建设"之工程，集九省市专家，历经五载，董理出版自唐迄清医籍，都400余种，凡中医之基础医理、伤寒、温病及各科诊治、医案医话、推拿本草，俱涵盖之。

噫！璐既知此，能不胜其悦乎？汇集刻印医籍，自古有之，然孰与今世之盛且精也！自今而后，中国医家及患者，得览斯典，当于前人益敬而畏之矣。中华民族之屡经灾难而益蕃，乃至未来之永续，端赖之也，自今以往岂可不后出转精乎？典籍既蜂出矣，余则有望于来者。

谨序。

第九届、十届全国人大常委会副委员长

许嘉璐

二〇一四年冬

王 序

中医学是中华民族在长期生产生活实践中，在与疾病作斗争中逐步形成并不断丰富发展的医学科学，是中国古代科学的瑰宝，为中华民族的繁衍昌盛作出了巨大贡献，对世界文明进步产生了积极影响。时至今日，中医学作为我国医学的特色和重要医药卫生资源，与西医学相互补充、相互促进、协调发展，共同担负着维护和促进人民健康的任务，已成为我国医药卫生事业的重要特征和显著优势。

中医药古籍在存世的中华古籍中占有相当重要的比重，不仅是中医学术传承数千年最为重要的知识载体，也是中医为中华民族繁衍昌盛发挥重要作用的历史见证。中医药典籍不仅承载着中医的学术经验，而且蕴含着中华民族优秀的思想文化，凝聚着中华民族的聪明智慧，是祖先留给我们的宝贵物质财富和精神财富。加强对中医药古籍的保护与利用，既是中医学发展的需要，也是传承中华文化的迫切要求，更是历史赋予我们的责任。

2010 年，国家中医药管理局启动了中医药古籍保护与利用能力建设项目。这既是传承中医药的重要工程，也是弘扬优秀民族文化的重要举措，不仅能够全面推进中医药的有效继承和创新发展，为维护人民健康做出贡献，也能够彰显中华民族的璀璨文化，为实现中华民族伟大复兴的中国梦作出贡献。

相信这项工作一定能造福当今，嘉惠后世，福泽绵长。

国家卫生与计划生育委员会副主任
国家中医药管理局局长
中华中医药学会会长

二〇一四年十二月

马 序

    新中国成立以来，党和国家高度重视中医药事业发展，重视古籍的保护、整理和研究工作。自 1958 年始，国务院先后成立了三届古籍整理出版规划小组，分别由齐燕铭、李一氓、匡亚明担任组长，主持制订了《整理和出版古籍十年规划（1962—1972）》《古籍整理出版规划（1982—1990）》《中国古籍整理出版十年规划和"八五"计划（1991—2000）》等，而第三次规划中医药古籍整理即纳入其中。1982 年 9 月，卫生部下发《1982—1990 年中医古籍整理出版规划》，1983 年 1 月，中医古籍整理出版办公室正式成立，保证了中医古籍整理出版规划的实施。2002 年 2 月，《国家古籍整理出版"十五"（2001—2005）重点规划》经新闻出版署和全国古籍整理出版规划领导小组批准，颁布实施。其后，又陆续制定了国家古籍整理出版"十一五"和"十二五"重点规划。国家财政多次立项支持中国中医科学院开展针对性中医药古籍抢救保护工作，文化部在中国中医科学院图书馆专门设立全国唯一的行业古籍保护中心，国家先后投入中医药古籍保护专项经费超过 3000 万元，影印抢救濒危珍、善、孤本中医古籍 1640 余种，开展了海外中医古籍目录调研和孤本回归工作。2010 年，国家财政部、国家中医药管理局安排国家公共卫生专项资金，设立了"中医药古籍保护与利用能力建设项目"，这是继 1982 ~ 1986 年第一批、第二批重要中医药古籍整理之后的又一次大规模古籍整理工程，重点整理新中国成立后未曾出版的重要古籍，目标是形成并普及规范的通行本、传世本。

为保证项目的顺利实施，项目组特别成立了专家组，承担咨询和技术指导，以及古籍出版之前的审定工作。专家组中的许多成员虽逾古稀之年，但老骥伏枥，孜孜不倦，不仅对项目进行宏观指导和质量把关，更重要的是通过古籍整理，以老带新，言传身教，培养一批中医药古籍整理研究的后备人才，促进了中医药古籍保护和研究机构建设，全面提升了我国中医药古籍保护与利用能力。

作为项目组顾问之一，我深感中医药古籍保护、抢救与整理工作的重要性和紧迫性，也深知传承中医药古籍整理经验任重而道远。令人欣慰的是，在项目实施过程中，我看到了老中青三代的紧密衔接，看到了大家的坚持和努力，看到了年轻一代的成长。相信中医药古籍整理工作的将来会越来越好，中医药学的发展会越来越好。

欣喜之余，以是为序。

中国中医科学院研究员

马继兴

二〇一四年十二月

校注说明

《汉阳叶氏丛刻医集二种》包括《观身集》与《颐身集》，由清代著名学者叶志诜编选。

叶志诜（1779—1863），字仲寅，号东卿，晚自号遂翁，湖北汉阳（今武汉）人，清代中晚期的知名学者。叶志诜出身中医世家，通晓医药，编选刊刻的《汉阳叶氏医类丛刻》计有七种，除了《观身集》与《颐身集》之外，还包括《神农本草经赞》《绛囊撮要》《信验方录》《五种经验方》与《咽喉脉证通论》，其中《神农本草经赞》系叶志诜原著，其余四种皆为叶志诜及其先祖搜集的方书。

《观身集》与《颐身集》二书，均着眼于人身的角度，收录相应的文献。二书一则以"观"，所选文献皆为与经络、骨骼、穴位等人体生理有关的医学文献；一则以"颐"，所录皆为颐养身心的气功、导引等养生文献。

虽然二书并非叶志诜原创，只是经手编选，但事实证明，入选的这些医籍皆具有较高的文献价值，不但在当时即引发关注，而且在后世屡被引用。特别是《颐身集》中所收各书，所记载的各种养生方法直到现在依然有很高的参考实践价值。此外，二书收录的文献时间跨度颇大，从金元时期到清代皆有，这不但体现了叶志诜精到的眼光，也展现了其广博的学识，其保存医药文献之功无需赘言。

一、版本概况

1.《观身集》的刊刻时间为咸丰三年（1853），由两广督署刊刻，此外无其他版本流传，故以其作为底本。该刻本为线装，11 行 20 字，小字双行，同黑口，左右双边，双鱼尾，现存于上海中医药大学图书馆、国家图书馆等。

2.《颐身集》最早由两广督署于咸丰二年（1852）刊刻，该刻本为线装，11 行 20 字，小字双行，同黑口，左右双边，双鱼尾，现存于上海中医药大学图书馆、国家图书馆等。后光绪三年（1877）又有萧山华莲峰重刊本（简称"萧山华莲峰本"），该刻本现收藏于上海图书馆等地。此外，人民卫生出版社曾于 1982 年 9 月将《颐身集》与他书合集标点出版，但并未署叶志诜之名，也未提及与叶志诜的关系。本次整理系以刊刻最早的咸丰二年两广督署刻本为底本，以光绪三年萧山华莲峰重刊本为校本。

二、校注原则

1. 根据现行标点符号的用法，并结合古籍整理标点的通例，对全书进行统一规范的标点。

2. 对书中出现的冷僻费解或具有特定含义的字词、术语等，用通俗的语言进行注释。对于部分冷僻字予以注音。

3. 全书中多次出现同一字词的用法意思相同，则遵照"注前不注后"的原则。

4. 通假字均保留原字，并出校记。

5. 原书中的古今字、异体字，在不影响文意表达的前提下，均径改为规范的简化字，不再另出校记。

6. 校勘方法以对校法为主，并辅以他校法、理校法。底本与校本文字不一时，如底本优，则不予出校，如校本意胜，则保留底本，出校记说明。

7. 书中所引各书文字，凡标明出处者皆进行他校。对于书中所引书籍进行他校时，均择优选取通行本作为校本。如引文文字、出处皆正确无误，则不出校记。如引文与原书有文字、出处不一等情况，则予出校记说明。

8. 《观身集》《颐身集》原书每篇前皆有"汉阳叶氏校刊"字样，为避免繁冗，今一概删去。

9. 《观身集》《颐身集》原书各有目录，且部分医籍前又有小目录，较为杂乱，本次整理将其酌情合并处理，为免重复，原有各目录均一并删去。

10. 原书中有少量以列表形式排列的文字，但不适合现代排版，故此次整理中，去除表格，仅将文字予以保留，重新编排。

总目录

观　身　集

目　录

全体百穴歌

陈会①

手之太阴经属肺，尺泽肘中约纹②是。

列缺侧腕寸有半，经渠寸口陷脉③记。

太渊掌后横纹头，鱼际节后散脉里。

少商大指内侧寻，爪甲如韭此为的④。

手阳明经属大肠，食指内侧号商阳。

本节前取二间定，本节后勿三间忘。

歧骨陷中寻合谷，阳溪腕中上侧详。

三里曲池下三寸，曲池曲肘外辅当。

肩髃⑤肩端两骨觅，五分侠⑥孔取迎香。

---

① 陈会：字善同，别号宏纲先生。明初人，生平事迹不详。精于针灸，曾著《广爱书》十卷，后由其徒刘瑾补辑而成《神应经》一书。

② 约纹：指前臂微屈时肘部的横纹。

③ 陷脉：即腕上一寸，桡动脉搏动处。陷，凹陷，当关部正中。

④ 爪甲如韭此为的：《神应经》中为"爪甲如韭此为美"，二者意皆可通。如韭，形容穴位与指甲间的宽度如韭叶。

⑤ 髃（yú鱼）：肩头。《说文解字·骨部》："髃，肩前也。"

⑥ 侠：通"夹"。《史记·刘敬叔孙通列传》："殿下郎中侠陛，陛数百人。"

足阳明兮胃之经，头维本神寸五分。

颊车耳下八分是，地仓侠吻①四分临。

伏兔阴市上三寸，阴市膝上三寸针。

三里膝下三寸取，上廉里下三寸主。

下廉上廉下三寸，解溪腕上系鞋处。

冲阳陷谷上二寸，陷谷庭后二寸举。

内庭次指外间求，厉兑如韭足次指。

足之太阴经属脾，隐白大指内角宜。

大都节后白肉际，太白后一下一为。

公孙节后一寸得，商丘踝下前取之。

内踝三寸阴交穴，阴陵膝内辅②下施。

手少阴兮心之经，少海肘内节后明。

通里掌后才一寸，神门掌后锐骨精。

手太阳③兮小肠索，小指之端取少泽。

前谷外侧本节前，后溪节后仍外侧。

腕骨腕前起骨下，阳谷锐下腕中得。

① 吻：指口角。《灵枢·阴阳二十五人》："气血皆少则无髯，两吻多画。"

② 辅：即辅骨，指夹膝两侧之骨。《素问·骨空论》："辅骨上横骨下为楗……骸下为辅，辅上为腘。"

③ 阳：底本作"阴"，据文意及医理，当为"阳"。

小海肘端去五分，听宫耳珠如菽①侧。

太阳膀胱何处看，睛明目眦②内角畔。
攒竹两眉头陷中，络却后发四寸半。
肺俞三椎膈俞七，肝俞九椎之下按。
肾俞十四椎下旁，膏肓四五三分③算。
委中膝腘④约纹中，承山腨⑤下分肉断。
昆仑踝下后五分，金门踝下陷中撰。
申脉踝下筋骨间，可容爪甲慎勿乱。

少阴肾兮安所觅，然谷踝前骨下识。
太溪内踝后五分，照海踝下四分的。
复溜内踝上二寸，向后五分太溪直。

手厥阴兮心包络，曲泽肘内横纹作。
间使掌后三寸求，内关二寸始无错。
大陵掌后两筋间，中冲中指之端度⑥。

---

① 菽（shū 叔）：豆。这里指听宫穴与耳珠的距离如豆大小。
② 眦（zì 自）：眼角。
③ 膏肓四五三分算：意为膏肓穴位于第四、第五椎骨之间，距离脊中约三分处。
④ 腘（guó 国）：膝盖后弯腿处，俗称"腿弯"。
⑤ 腨（shuàn 涮）：胫肉，俗谓"腿肚子"。
⑥ 度：成化本《神应经》作"变"。

手少阳兮三焦论，小次指间名液门。

中渚次指本节后，阳池表腕有穴存。

腕后二寸外关络，支沟腕后三寸闻。

天井肘上一寸许，角孙耳廓开口分。

丝竹眉后陷中按，耳门耳阙非虚文。

足少阳胆取听会，耳前陷中分明揣。

目①上入发际五分，临泣②之穴于斯在。

目窗泣上寸半存③，风池发后际中论。

肩井骨前看寸半，带脉肋下寸八分。

环跳髀枢寻宛宛④，风市髀外两筋显。

阳陵膝下一寸求，阳辅踝上四寸远。

绝骨踝上三寸从，丘墟踝前有陷中。

临泣⑤侠溪后寸半，侠溪小次歧骨缝。

厥阴肝经果何处，大敦拇指有毛聚。

行间骨尖动脉中，太冲节后有脉据。

中封一寸内踝前，曲泉纹头两筋着。

章门脐上二寸量，横取六寸看两傍。

---

① 日：疑为"目"之讹。
② 临泣：此指头临泣。
③ 寸半存：《神应经》中为"一寸存"。
④ 宛宛：本意为屈曲，引申为凹陷处。
⑤ 临泣：此指足临泣。

期门乳傍一寸半，直下寸半二肋详。

督脉水沟①鼻柱下，上星入发一寸者。
百会正在顶之巅，风府后发一寸把。
哑门后发际五分，大椎第一骨上存。
腰腧二十一椎下，请君仔细详经文。

任脉中行正居腹，关元脐下三寸录。
气海脐下一寸半，神阙脐中随所欲。
水分脐上一寸求，中脘脐上四寸取②。
膻中两乳中间索，承浆宛宛唇下搜。

---

① 水沟：人中穴的别称。
② 取：《神应经》作"收"。

十二经脉络^{撮纪①《铜人图》② 大略}

沈绂③

　　手太阴肺经之脉，起于中焦，_{幽门之间。}下络大肠，_{肺与大肠相表里。}还，上行。循胃口，上膈属肺，从肺系，_{肺系于脊骨之第三椎下。}横出腋下，下循臑④内，_{臂之上截曰臑。}行少阴、心主之前。_{逾心经脉而行其前。}下肘中，_{手肘腕中。}循臂内上骨下廉。_{手腕面曰臂内，手肘面背为臂外。臂有两骨，接大指者为上骨，接小指者为下骨。廉，边也。太阴脉循臂内之上骨下边而行也。后凡言内外上下者仿此。}入寸口，_{寸口即关骨之间，寸、关、尺三部也。}动见太渊，_{即寸口穴名，寸、关、尺三部动脉也。今人以候五脏脉者。}上鱼，_{掌后接寸口处。}循鱼际，_{手掌、手背分际之边上也。}出大指之端。_{此正脉所止处。}其支者，_{自关骨上分支，向掌后边。}从腕后，_{手掌门曰腕。}直出次指内廉，_{次指，食指也。内廉次指之近掌，近大指边也。}出其端。_{接行手阳明大肠经。}

　　手阳明大肠经之脉，起于手大指次指之端。_{承太阴肺经脉。}循指上廉，_{手指以近背为上廉。}出合谷两骨之间，_{大指、}

---

① 撮纪：摘要记录。撮，摘录。
② 铜人图：当指北宋医家王惟一所撰《铜人腧穴针灸图经》。
③ 沈绂（fú 福）：生平事迹不详。
④ 臑（nào 闹）：上臂。

次指两支，至掌背两骨之间而合。动见合谷，手阳明经穴名，大肠脉动见于此。《内经》云：以候膻中之气①。上入两筋之中，合谷后有两青筋。循臂上廉，臂上骨之上边近后。入肘外廉，肘以上近前边。上臑外前廉，臑以向前面一边为前外。上肩出髃骨之前廉，髃，肩骨名。上出于柱骨之会上，柱旁天颈骨名。下入缺盆，肩之前下颈间，大骨横向上处，陷中曰"缺盆"。络肺，此正支自缺盆入腹内，之胸中而络肺也。大肠与肺相表里。下膈，属大肠。此正脉所归处。其支者，从缺盆上颈，自缺盆分支行于外者上颈，行颈之前。贯颊，入下齿中，左右两脉相交。还出挟口，出齿床，挟口角行上唇。交人中，左之右，右之左，复交而又分行左右。上挟鼻孔。在鼻孔外旁沟间。接行足阳明胃经。

足阳明胃经之脉，起于鼻，挟鼻孔两旁而起，承手阳明大肠经脉。交頞中，頞，额也。二支并行，挟附鼻梁而上眉心之左右，上行至额而左右相交。旁约太阳之脉，复左右分行，约束足膀胱脉，乃出行肌肉间而下也。下循鼻外，鼻外之两旁。入上齿中，左右两脉又交于上齿中。还出挟口，出齿床，挟口角行于下唇。环唇，又左右交。下交承浆，环唇而复交于承浆。承浆，穴名，当下唇下正中。上与人中穴相对。却循颐②后下廉，口旁曰颐，颐之下边，今俗所谓"下爬骨"也。出，出行于肌肉间。动见大迎，穴名。在下爬骨两旁，陷中如韭叶许阔。循颊车，分左右，循颊下骨

---

① 以候膻中之气：语见《素问·脉要精微论》："左外以候心，内以候膻中。"

② 颐（yí宜）：指面颊、腮。

边而行至颊车。颊车，穴名，又在大迎左右，乃下爬骨动处也。张口有陷。动见颊车，《内经》：以候口齿①。上耳前，过客主人，客主人，少阳经穴名，在耳目相去中间，今俗谓之"太阳筋"。循发际，两鬓之际。至额颅。额上发际头骨。其支者，从大迎前下人迎，此分支自大迎穴分行，下颈至人迎。人迎，穴名，在结喉两旁。动见人迎。此非左寸关前之人迎也，此人迎亦可以诊胃气。循喉咙，入缺盆，此正支从此入腹中。下膈，属胃，此正脉所归属。络脾。胃与脾相表里。其直者，从缺盆下乳内廉，此又自缺盆分支而外行于胸前者。下挟脐，行腹前，挟脐之左右。入气街中。穴名，在脐旁稍下。其支者，起于胃口，此又腹中分支者，自膈下胃上口分支下行也。下循腹里，附腹中里肉而行。下至气街中而合，复出腹外，与外支合。以下髀关，穴名，足腿之大骨转关处也。抵伏兔，穴名，腿骨承髀关处。下膝膑②中，膝盖骨曰膑。下循胫外廉，足筒骨曰胫。下，至足。动见阳跗，穴名，又名衡阳，在足跗上五寸骨间。《内经》于此候脾胃之气③。足跗，足背承胫处也。入中指内间。足之中指近次指处，此支终于此。其支者，下廉三寸而别，此又自冲阳下外边分支者。下入中指外间。足之中指近第四指处。其支者，别跗上，入大指间，出其端。接行足太阴脾经。

---

① 以候口齿：语见《素问·三部九候论》："（上部）地以候口齿之气。"

② 膑（bìn 鬓）：指膑骨，即膝盖骨。

③ 候脾胃之气：语见《素问·三部九候论》："（下部）人以候脾胃之气。"

足太阴脾经之脉，起于大指之端。大指内端近次指处，承接阳明胃经脉。循指内白肉际，过核骨后，指内白肉之际，大指白肉内边之近足掌处也。核骨，大指后节高骨。上内踝前廉，内踝，足之内边，足踵前承胫骨处高骨，俗谓之"脚苦肘"也。太阴行于此骨之前廉。上踹①内，踹，足肚筋也。循胫骨后交，出厥阴之前，逾肝经脉而行，其前近胫骨处。上膝，行膝内旁。股内前廉，行股之内侧而近前。入腹，自前阴两旁，当股上屈处入腹，行于腹中。属脾，此正脉所归属。络胃，脾与胃相表里。上膈，挟咽，咽，食管也。连舌本，散舌下。入口散于口中舌下。正脉终于此。其支者，复从胃别上膈，自络胃而又分支上行。注心中。接行手少阴心经。

手少阴心经之脉，起于心中，承足太阴脾经脉。出属心系，自心中而出在心上也，心系于脊骨之第五椎。下膈，循脊骨而下。络小肠。心与小肠相表里。其支者，从心系上挟咽，自心系分支而上。系目系。从内自咽而上行。其直者，复从心系却上肺，此又别支，自心系而上肺。下出液②下，自肺而出，乃出腹，行腋下。下循臑内后廉，臑之下侧，近后处。行厥阴、心包之后，下肘内，手肘之内近下。循臂内后廉，抵掌后锐骨之端，锐骨在小指侧之掌后，与关骨相对。动见神门。穴名，当锐骨前上，与太渊穴相对。《内经》：于此候心。入掌内后廉，近小指边为后侧。循小指之内，内，近指面，近无名指。出其端。接

---

① 踹：通"腨"，《说文解字》："腨，腓肠也。"
② 液：通"腋"。

行太阳小肠经。

手太阳小肠经之脉，起于小指之端。小指外端，承少阴心经脉。循手外侧，小指外边，近手背侧。上腕，手门。出踝中，手踝，即掌后锐骨也。此行锐骨之中。直上，循臂骨下廉，臂之下骨下边。出肘内侧两筋之间，肘下侧两筋间亦有两骨，太阳脉行其间。上循臑外后廉，臑后侧近下。出肩解，穴名。肩骨分解运动处。绕肩胛，交肩上，分绕肩胛而交肩上。入缺盆，自肩上向前而下入缺盆，乃行腹内。络心，小肠与心相表里。循咽下膈，抵胃，属小肠。此正脉所归处。其支者，自缺盆循颈上颊，自缺盆分支而行于外者，上颈，挟阳明而行，逾阳明上颊。至目锐眦，目外角。却向耳，动见听会。穴名，在耳门小乳之前陷中。入耳中。《内经》以听会脉候耳目病①。其支者，别颊上𫐐②，𫐐，颧骨近鼻处，此又自颊别行。抵鼻，至目内眦，目内角，此接行足太阳膀胱经。斜络于颧。此其余也。

足太阳膀胱经之脉，起于目内眦，承手太阳小肠经脉。上额，交巅。自额行头上，上头顶。其支者，从巅至耳上角。横络足阳明脉。其直者，从巅入络脑，直者，即上额交巅之脉，入顶中散络脑髓。还出别下项，行顶上者，别直行顶后，下项与络脑者会也。颈后曰项。循肩膊内，挟脊，自项下大椎，左右各分两行。内二行夹督脉而行，各去脊骨二寸。外二行，又夹内二行而

① 候耳目病：语见《素问·三部九候论》："（上部）人以候耳目之气。"

② 𫐐（zhuō 卓）：指眼眶下面的骨。

行，左右各去内行二寸，去脊骨四寸，至脊骨尽处而会。抵腰中，内两行当脊骨十四椎间。入循膂，循脊骨。络肾，膀胱与肾相表里。属膀胱。正脉所归处。支者，从腰中下夹脊，此别于腰中，不入腹内者。贯臀，内外两行，皆会于尻骨左右，而后贯臀。入腘中。自臀行股后入腘中。腘中，膝后足腕中也。其支者，从髆内左右别下贯髀，此即自大椎侧分行者。髀，臀腿间大骨也。挟脊内过髀枢，自髆上入挟脊而过髀枢。髀枢，穴名，股大骨转关处。循髀外，又出行髀外之左右。从后廉下合腘中，自髀上分行，又至此而与直行者会。以下贯腨内，行足肚里。出外踝之后，外踝，足外廉近踵承胫处高骨，俗亦名"足苦肘"也。循京骨，外踝骨前骨穴。至小指外侧。接行足少阴肾经。

足少阴肾经之脉，起于小指之下，承太阳膀胱经脉。斜趋足心，足掌心涌泉穴。出于然谷之下，穴名，在踵前内踝外。循内踝之后，内踝与外踝相对。别入跟中，跟中，脚后跟，即足踵也。动见太溪。穴名，在内踝下少许陷中动脉。《内经》以此候肾病①。自跟中上端内，出腘内廉，腘之内侧。上股内后廉，当两腿之内挟前阴。贯脊，后行入腹内，贯脊。属肾，此正脉所归宿处。络膀胱。膀胱与肾相表里。其直者，从肾上贯肝膈，贯肝而上，又贯膈上。入肺中，循喉咙，挟舌本。正脉终于此。其支者，从肺出，络心，注胸中。胸中即膻中，心肺所居。而包络即包裹于心上者。肾脉络心，注胸中，乃接行手厥阴心包络经。

---

① 候肾病：语见《素问·三部九候论》："（下部）地以候肾。"

手厥阴心包络经之脉，起于胸中，承足少阴肾经脉。出属心包络，胸中上焦清气所升，心包膈腧血之大会。一气一血，彼此相滋于此。下膈，历络三焦。三焦无形，而心包经脉历络三焦，则《难经》言"无形"①者，非矣。盖三焦非有别腑，即六腑之水道相通，其交注之处，犹心包。非有别脏，即心之包络，辅心君而主五脏，通血脉也。故心包、三焦，相为表里。历络三焦，盖下膈络贲门，又下中焦，络幽门，又达下焦，络阑门也。其支者，循胸出胁，自心包分支，循胸膈间而出胁下。下腋三寸，以自胸膈间出，故在胁下三寸。上抵腋下，复上行至腋下。循臑内，行太阴、肺经。少阴心经。之间，入肘中，正当肘上。下臂，行两筋之间，肘下有两筋，中间有沟。入掌中，自太阴少阴之间，过手门，入掌中心。循中指，出其端。正脉所止。其支者，别掌中，循小指次指，无名指也。出其端。接行少阳三焦经。

手少阳三焦经之脉，起于小指次指之端，承厥阴心包络经脉。上出两指之间，此在手背两指叉间。循手表腕，手表，即手背也。正行手背之中，直过腕后。出臂外两骨之间，臂后曰外。上贯肘，正贯肘骨。循臑外，亦以后为外。上肩而交出足少阳之后，逾胆经脉，而行其后。入缺盆，入行腹内。布膻中，上焦清气所布。散络心包，三焦、心包，一气一血，相表里。下膈，循属三焦。属贲门间气血得阳而升，故"上焦如雾"，以膻中之气

---

① 难经言无形：语见《难经·二十五难》："心主与三焦为表里，俱有名而无形。"

言也。又下属幽门间，水谷得阳而化，故"中焦如沥①"，以脾胃所化言也。又下属阑门间，秽浊得阳而行，故"下焦如渎"，以小大肠膀胱所沁别言也。以火气之元言，则命门之火始于下焦，上达于心君，而光明乃无所不照。以水谷之滋言，则饮食所入，始于上焦，下达于膀胱、大肠，而水道乃无所不通。其支者，从膻中上出缺盆，自膻中而出行于外。上项，颈后曰项。此自缺盆出，稍向后而行于项侧。系耳后直上，出耳上角，以屈下颊至颛颥。颧骨尽处。其支者，从耳后入耳中，出走耳前，过客主人，有动脉，此头上诸阳之会。《内经》：以候头角②。前交颊，复交于自耳上角至颊之脉。至目锐眦。接行足少阳胆经。

足少阳胆经之脉，起于目锐眦，承手少阳三焦经脉。上抵头角，行额角。下耳后，循颈，行手少阳之前，正行颈之两旁。至肩上却交出手少阳之后，稍近背曰后。入缺盆。入行腹内。其支者，从耳后入耳中，出走耳前，至目锐眦后。不及目锐眦少许。其支者，别锐眦，下大迎，穴名，在颐下。合于手少阳，抵颛下加颊车，胃经动脉。下颈，此支自颊车而下。合缺盆，以下胸中，合前自耳后下之，脉为一也。贯膈，络肝，胆与肝相表里。属胆，正脉所归处。循胁里，出气街，穴名。在脐两旁。绕毛际，下前阴毛间。横入髀厌中。两股髀大骨所压之中。其直者，自缺盆下腋，此自缺盆分支，而行于外

---

① 沥：当作"沤"。《灵枢·营卫生会》："上焦如雾，中焦如沤，下焦如渎。"

② 候头角：语见《素问·三部九候论》："（上部）天以候头角之气。"

者。循胸，过季胁，胁骨尽处曰季胁，今所谓"血堂"之上。下合髀厌中，与行于内者合。以下循髀阳，髀骨之外，正当髀两旁。出膝外廉，自两腿而下行膝外之外侧。下外辅骨之前，辅骨，膝压下辅膝者。直下抵绝骨之端，胫骨尽处。下出外踝之前，循足跗上，正行脚背上。入小指次指之间。正脉所终。其支者，别跗上，入大指之间，循大指节岐骨内，出其端，大指之端。还贯爪甲，大指爪甲。出三毛。大指甲后节上有长毛数茎。自此接行足厥阴肝经。

足厥阴肝经之脉，起于大指三毛之间，承足少阴胆经脉。上循足跗上廉，足跗上直骨高处。动见太冲。穴名，在大指本节后二寸陷中。《内经》于此候肝脉①。上行去内踝一寸，上踝八寸，交出髀太阴之后，向足肚边。上腘内廉，循股阴，腿内边也有动脉，但不便诊。入毛中，前阴毛中。过阴器，男宗筋，女廷孔。抵少腹，入内。挟胃，属肝，正脉所归。络胆，肝与胆相表里。上贯膈，贯膈而上。布胁肋，布放于胸胁之肋骨。循喉咙之后，上入颃颡②，颃，亦颈也。颡，额也。但此乃行于其内者。连目系上出额，与督脉会于巅。此正脉所止。凡阴脉皆不上头，惟厥阴肝脉上达巅顶。其支者，从目系下颊里，环唇内。此从目系而分者。其支者，复从肝别贯膈，上注肺。此又自肝上分而别行者。自此接行手太阴肺经。

---

① 候肝脉：语见《素问·脉要精微论》："中附上，左外以候肝，内以候膈。"
② 颃颡（hángsǎng 航嗓）：咽喉。《灵枢·忧恚无言》："颃颡者，气分之所泄也。"

脉象统类

沈金鳌①

　　提纲要脉，不越浮、沉、迟、数、滑、涩六字，以足该②表里阴阳、冷热虚实、风寒燥湿、脏腑气血也。盖浮为阳为表；沉为阴为里；迟为在脏，为冷、为虚、为寒；数为在腑，为热、为燥、为实；滑为血有余；涩为气独滞。能于是缕晰以求之，而疢③疾莫能逃矣。

　　顾浮沉以举按轻重言，若洪、芤、弦、虚、濡、长、散，皆轻按而得之类，故统于浮；短、细、实、伏、牢、革、代，皆重手而得之类，故统于沉。迟数以息至多少言，若微、弱、缓、结，皆迟之类，故统于迟。紧、促、动，皆数之类，故统于数。至如滑虽似数，涩虽似迟，而其理自殊。缘迟数以呼吸察其至数，滑涩则以往来察其形状，且滑涩二脉，多主气血故也。故此二脉，虽无所统，亦平列于后，以为六纲云。

---

①　沈金鳌（1717—1776）：清代著名医家。字芊绿，号汲门、再平、尊生老人，江苏无锡人。博闻强记，经史诗文、医卜星算皆有研究。于临证各科，均甚精通。勤于著述，撰有《脉象统类》《妇科玉尺》等，收入《沈氏尊生书》流传，颇有影响。

②　该：概括，包括。

③　疢（chèn 趁）：疾病。

浮

浮以候表。其象轻手乃得，重手不见，动在肌肉以上。

浮为风虚眩掉①之候。阳脉浮，表热。阴脉浮，表虚。秋为正，肺脉宜，久病则忌。

左寸　伤风发热，头疼目眩，风痰。兼虚迟，心气不足、神不安。兼散，心耗虚烦。兼洪散，心热。

左关　腹胀。兼数，风热入肝经。兼促，怒气伤肝、心胸满逆。

左尺　膀胱风热，小便赤涩。兼芤，男子尿血、女子崩漏。兼迟，冷疝、脐下痛。

右寸　肺感风寒，咳喘、鼻寒、清涕、自汗、体倦。兼洪，肺热而咳。兼迟，肺寒喘咳。

右关　脾虚，中满不食。兼大涩，宿食。兼迟，脾胃虚。兼滑，痰饮。

右尺　风邪客下焦，大便秘。兼数，下焦风热、大便秘。兼虚，元气不足。

浮而有力为洪

即大脉，又名钩脉。其象极大而数，按之满指，如群波之涌，来盛去衰，来大去长也。

洪为经络大热、血气燔②灼之候。夏为正，心脉宜。

---

① 眩掉：犹眩晕。《素问·六元正纪大论》："其病眩掉目瞑。"
② 燔（fán 凡）：焚烧。

血久嗽忌。

瘦①多气者死。

凡脉洪则病进。

为表里皆热，为大小便秘，为烦，为口燥咽干。

左寸　心经热，目赤，口疮，头疼痛，心内烦。

左关　肝热，身痛，四肢浮热。

左尺　膀胱热，小便赤涩。

右寸　肺热，毛焦，唾黏，咽干。

右关　胃热，反胃，呕吐，口干。兼紧，胸中胀满。

右尺　腹满，大便难或下血。

浮而无力为芤

其象浮大而软。按之中有两边无，中空两边实，指下成窟。诊在浮举、重按之间得之。

芤为失血之候。大抵气有余血不足，血不足以载气，故虚而大，为芤之状。

火犯阳经，血上溢。火侵阴络，血下流。三部脉芤，久病生，卒病死。

左寸　心血妄行、吐衄。

左关　胁间血气动，腹中瘀血，吐血，目暗而常昏。

左尺　小便血，女子月事为病。

右寸　胸有积血，或衄或呕。

---

① 瘦：《沈氏遵生书》本前有"形"字，疑脱。

右关　肠痈瘀血，呕血不食。

右尺　大便血。

古人云：前大后细，脱血也。夫前大后细，非芤而何？

浮而端直为弦

其象按之不移，举之应手，端直如新张弓弦之状。

弦为血气收敛，为阳中伏阴，或经络间为寒所滞之候。弦紧数劲为太过，弦紧而细为不及。弦而软病轻，弦而硬病重；轻虚以滑者平，实滑如循长竿者病。劲急如新张弓弦者死。春为正，肝脉宜。若肝木克土而至不食难治。

疟脉自弦。

凡脉弦，为痛，为疟，为疝，为饮，为冷痹，为劳倦，为拘急，为寒热，为血虚盗汗，为寒凝气结。兼数，劳疟。兼长，中有积滞。双弦，胁急痛。

左寸　头疼，心惕，劳伤，盗汗，乏力。

左关　胁肋痛，疟癖。兼小，寒冷癖。兼紧，瘀血、疝瘕。

左尺　小腹痛。兼滑，腰脚痛。

右寸　肺经受风寒，咳嗽，胸膈间有寒痰。

右关　脾胃伤冷、宿食不化、心腹冷痛，又为饮。

右尺　脐下急痛不安，下焦停水。

浮而迟大为虚

其象迟软散大，举按少力，豁豁然空，不能自固。

虚为气血俱虚之候，气血虚则脉虚，主多在内不足之症。久病脉虚，多不治。

凡脉虚，为伤暑，为虚烦，为自汗，为小儿惊风。

寸　血不荣心，怔忡①，恍惚，惊悸。

关　腹胀，食不易化。

尺　骨蒸，痿痹，精血亏损。

浮而迟细为濡

即软脉。其象虚软无力，应手细散，如绵絮之在水中，轻手相得，重手按之，即随手而没。

濡为气血两虚之候，亦主脾湿。病后、产后可治，平人脉濡难治。

凡脉濡，为疲损，为自汗，为痹，为下冷，为无血少气。

左寸　心虚易惊，盗汗，短气。

左关　荣卫不和，精神离散，体虚懒少力。

左尺　男伤精，女脱血，小便数，自汗多。

右寸　烘热憎寒，气乏体虚。

右关　脾弱，食不化。胃虚，食不进。

右尺　下元冷惫，肠虚泄泻。

浮而迢亘为长

其象不大不小，迢迢自若，指下有余，过于本位。

长为气血皆有余之候，有三部之长，有一部之长。按之如牵绳，则病矣。长属肝，宜于春，诊无病肝脉自见。

---

①　怔忡：心悸而惊恐不安。

凡脉长，为壮热，为癫痫，为阳毒内蕴，为三焦烦热，为阳明热甚。

浮而虚大为散

其象有表无里，有阴无阳。按之满指，散而不聚，来去不明，漫无根柢①，如涣散不收。

散为气血耗散、脏腑气绝之候。在病脉主虚阳不敛，又主心气不足，大抵非佳兆也。心浮大而散，肺短涩而散，犹为平脉。若病脉见代散，必死。产妇脉散，临盆之兆，如未到产期，必致堕胎。

寸　怔忡，雨汗。

关　溢饮，胕肿。

尺　肾绝。

沉

沉以候里。其象轻手不见，重手乃得，按至肌肉以下，着于筋骨之间。

沉为阴逆阳虚之候，主阴经，主气，主水，主寒，主骨。太过，病在外；不及，病在内。冬为正，女寸、男尺俱宜。凡脉沉，为停饮，为癖瘕，为胁胀，为厥逆，为洞泄。兼细，少气。兼滑，宿食停滞。兼迟，痼冷内寒。兼伏，霍乱吐泻。兼数，内热甚。兼弦，心腹冷痛。

左寸　心内寒邪痛，胸中寒饮，胁痛。

---

① 根柢：草木的根，此喻根基。

左关　伏寒在经，两胁刺痛。兼弦，痃癖内痛。

左尺　肾脏寒，腰背冷痛，小便浊而频，男为精冷，女为血结。兼细，胫酸阴痒，溺有余沥。

右寸　肺冷，寒痰停蓄、虚喘少气。兼紧滑，咳嗽。兼细滑，骨蒸寒热、皮毛焦干。

右关　胃中寒积，中满吐酸。兼紧，悬饮。

右尺　病水，腰脚痛。兼细，下利、小便滑、脐下冷痛。

沉而不及为短

其象两头无，中间有，不及本位，应手而回。

短为气不足以前导其血之候，俱主不及之病。短脉只见寸尺，若关部短，则上不通寸，下不通尺，是阴阳绝脉，必死。故关不诊短。短属肺，宜于秋。诊无病肺脉，其形自可见。

凡脉短，为三焦气壅，为宿食不消。兼浮，血涩。兼沉，痞块。兼滑数，酒伤肠胃。

寸　头痛。

尺　腹痛。

沉而微软为细

其象小于微而常有，细直而软，指下寻之，往来如蚕丝状。

细为血冷气虚不足以充之候，故主诸虚劳损，或湿侵腰肾，应病则顺，否则逆。吐衄得之生，春夏与少年不利，秋冬与老弱可治。忧劳过度者脉亦细。凡细脉，病俱在内、在下。

凡脉细，为元气不足，乏力，无精，内外俱冷，痿弱，洞泄，为积，为痛。

寸　呕吐。

关　胃虚，腹胀。

尺　丹田冷，泄痢，遗精。

沉而弦长为实

其象举按不绝，迢迢而长，不疾不徐，动而有力。

实为三焦气满之候，俱主有余之病。

凡脉实，为呕，为痛，为利，为气寒，为气聚，为食积，为伏阳在内。

左寸　心中积热，口舌疮、咽喉痛。兼大，头面热风、烦躁、体痛、面赤。

左关　腹胁痛满。兼浮大，肝盛，目暗、痛而赤色。

左尺　少腹痛，小便涩。兼滑，茎中痛、淋沥不止、溺赤色。兼大，膀胱热结，小便难。兼紧，腰脊疼痛。

右寸　胸中热，痰嗽，烦满。兼浮，肺热，咽燥而疼、喘嗽、气壅。

右关　伏阳蒸内，脾虚食少，胃气壅滞。兼浮，脾热，消中善饥、口干、劳倦。

右尺　脐下痛，便难或时下利。

沉极几无为伏

其象极重按之，至于透筋着骨，指下始觉隐隐然。

伏为阴阳潜伏，关格闭塞之候。关前得之为阳伏，关

后得之为阴伏。脉伏者不可发汗。痛甚者脉必伏。

　　凡脉伏，为积聚，为瘕症，为霍乱，为水气，为食不消，为荣卫气闭而厥逆。

　　左寸　心气不足，神不守常，忧郁。

　　左关　血冷，腰脚痛，胁下寒气。

　　左尺　肾气精虚，瘕疝寒痛。

　　右寸　胸中冷滞，寒痰积冷。

　　右关　中脘积块作痛，脾胃间停滞痞积。

　　右尺　脐下冷痛，下焦虚寒或痛，腹中痛冷，少腹痛。

沉而有力为牢

　　其象似沉似伏，实大而长，少弦，按之动而不移，若牢固然。

　　牢为里实表虚、胸中气促、劳伤痿极之候。大抵牢脉近乎无胃气者，故为危殆之脉。如失血人宜沉细，若浮大而牢，必死，以虚病反见实脉也。

　　凡脉牢，为气居于表，为骨节疼痛。

　　寸

　　关　木乘土而心腹寒疼。

　　尺　癞疝，癥瘕。

沉失常度为革

　　其象沉伏实大，如按鼓皮一般。

　　革为虚寒失血之候，其实即芤弦二脉相合①之象。芤

---

① 二脉相合：底本此四字重复，据文意及医理删。

为虚，弦为寒，虚寒相搏，故主男子亡血失精，女子半产漏下，又为中风感湿之症。久病死，卒病生。脉来浑浊变革，急如涌泉，出而不反，病进而危，去如弦绝者死。

沉而更代为代

其象动而中止，不能自还，因而复动，由是复止，寻之良久，乃复弦起而动。

代为脏气多衰、形容羸瘦、口不能言之候。若不病而羸瘦，脉代止，是一脏无气，他脏代之，必危。若因病而气血骤损，致元气卒不相续，或风家痛家，只为病脉。故伤寒亦有心悸而脉代者，复脉汤主之。腹心痛亦有结涩止代不匀者。久痛之脉，不可准也。妊娠脉代，必怀胎三月。代脉有生有死，非定为死脉，宜辨之。

凡脉代，为腹痛，为便脓血，为泄痢吐泻，为下元虚损。

迟

迟以候脏。其象呼吸之间，脉仅三至，去来极慢。

迟为阴盛阳虚之候，阳不胜阴，故脉来不及也。居寸为气不足，气寒则缩也；居尺为血不足，血寒则凝也。

凡脉迟，为寒，为虚。兼浮，表寒。兼沉，里寒。

左寸　心上寒，精气多惨。

左关　筋寒急，胁下痛，手足冷。

左尺　肾虚便溺，女人不月。

右寸　肺感寒，冷痰，气短。

右关　中焦寒，脾胃伤冷物，不食，食不化。兼沉，为积。

右尺　脏寒泄泻，小腹冷痛，腰脚重。

迟而细软为微

其象极细而软，若有若无。多兼于迟，按之欲绝。

微为久虚血弱之候，又主阴寒，或伤寒蓄热在里，脉道不利。亦有微细濡弱，不可为寒者，当以标本别之。总之，气血微，脉即微。

凡脉微，为虚弱，为虚汗，为泄泻，为少气，为崩漏不止。兼浮，阳不足，必身恶寒冷。兼沉，阴不足，必脏寒下利。

左寸　心虚忧惕，荣血不足。

左关　胸满气乏，四肢恶寒，拘急。

左尺　男子伤精尿血，女子崩漏败血不止或赤白带下。

右寸　上焦寒，痞痛，冷痰凝结不化，中寒少气。

右关　胃寒气服①，食不能化，脾虚噫气，心腹冷痛。

右尺　脏寒泄泻，脐下冷痛。

迟而无力为弱

其象极软而沉细，怏怏②不前，无息以动，按之如欲绝，略举手即无。

弱为阳陷入阴，精气不足之候，亦主筋。脉弱以滑，是有胃气；脉弱以涩，是为久病；阳浮阴弱，应为血虚筋

---

① 服：《沈氏遵生书》本为"胀"，当是。
② 怏怏：闷闷不乐。这里形容脉象迟缓无力。

急、恶寒发热之病。老得之顺，壮得之逆。

凡脉弱，为痼冷，为烘热，为泄精，为虚汗，为元气亏耗，为痿弱不前。

左寸　阳虚心悸，自汗。

左关　筋痿无力，女人主产后客风面肿。

左尺　小便频数，肾元虚，耳鸣或聋，骨肉间酸疼。

右寸　身冷多寒，胸中短气。

右关　脾胃虚食①，脾胃虚食不化。

右尺　大便滑泄不禁②。

迟而有力为缓

其象比浮而稍大，似迟而小疾，一息四至，来往纡缓③，呼吸徐徐。

缓为气血向衰之候。若不沉不浮，从容和缓，乃脾家之正脉。四季亦为平脉，非时即病。和缓而匀，无浮沉、徐疾、微弱之偏，即为胃气脉。

凡脉缓，为风，为虚，为痹，为弱，为疼。在上为项强。在下为脚弱。兼浮，感风。兼沉，血气弱。

左寸　心气不足，怔忡健忘。亦主项背拘急而痛。

左关　风虚眩晕，腹胁气结。

左尺　肾元虚冷，小便频数，女人主月事过多。

---

① 脾胃虚食：据文意，当为衍文。
② 大便滑泄不禁：《沈氏遵生书》本前有"下焦冷痛"四字。
③ 纡缓：迂回、缓慢。

右寸　肺气浮，言语短气。

右关　胃弱，气虚。兼浮，脾虚。

右尺　下寒脚弱，风气秘滞。兼浮，肠风泄泻。兼沉，小腹感冷。

迟而时止而结

其象来时迟缓，时一止，复又来。

结为阴独盛而阳不能相入之候，此为阴脉之极。按之累累如循长竿曰阴结，蔼蔼如张车盖曰阳结。又有如麻子动抽、旋引旋收、聚散不常之结。此三脉，名虽同而实则异。

凡脉结，为亡阳，为汗下，为疝瘕，为症结，为老痰滞结，为气血凝结，为七情郁结。内为积聚，外为痈肿。兼浮，寒邪滞结。兼沉，积气在内。又为气，为血，为痰，为饮，为食，盖先因气寒脉缓，五者有一留滞其间，因而为结。故仲景谓：促结皆病脉①。

数

数以候腑。其象一息六至，数数然来。

数为君相二火炎热之候，阴不胜阳，故脉来太过。小儿吉，肺病秋深皆忌。

寸　头疼，上热咽喉口舌疮，上血咳嗽。

关　胃火，脾热，口臭，烦满，呕逆；肝火，目赤。

---

① 促结皆病脉：语本《伤寒杂病论·辨脉法》，原文为"脉，阳盛则促，阴盛则结，此皆病脉"。

尺　肾火炽，小便黄赤，大便秘涩。兼浮，表热。兼沉，里热。

数而弦急为紧

其象来时劲急，按之长，左右弹指，举之若牵绳转索之状。

紧为寒风搏击①，伏于营卫之间之候。凡紧脉皆主寒与痛，内而腹，外而身，有痛必见紧象。亦有热痛者，必兼实数，热为寒束，故急数如此，但须有神气为妙。

凡脉紧，人迎伤寒，气口伤食。兼浮，伤寒而身痛。兼沉，腹中有寒，或为风痫。

左寸　头热目痛，项强。兼沉，心中气逆，或多寒冷。

左关　心腹满痛，腰痛，胁痛，筋急。紧甚，伤寒浑身痛。兼实，痃癖。

左尺　腰连脐下及脚痛，小便难。

右寸　鼻塞，隔②壅。兼沉滑，肺实咳嗽或多痰。

右关　吐逆，脾腹痛。紧太甚，腹胀伤食。

右尺　下焦筑③痛。

数而时止为促

其象来时数，时一止，复又来，徐疾无一定之状。

促为阳独盛而阴不能相和之候。怒气逆上，亦令脉促。此阳脉之极。

凡脉促为气痛，为狂闷，为毒疽，为瘀血发斑，为三焦郁火，为

---

① 击：《沈氏遵生书》本为"急"。
② 隔：通"膈"。《管子·水地》："五脏已具，而后生肉。脾生隔。"
③ 筑：捣。《说文解字》："筑，捣也。"

痰积咳嗽或喘逆。又为气，为血，为食，为痰，为饮，盖先因气热脉数，五者有一留滞其间，则因之而促。此促与结，非定为恶脉也，虽然，有加即死，能退则生。

数见关中为动

其象数见关中，形圆如豆，无头无尾，厥厥动摇，寻之有，举之无，不往不来，不离其处。

动为阴阳相搏之候。关位前半属阳，后半属阴，阴与阳搏，阳虚则阳动，阴虚则阴动。动脉即滑数二脉相兼为极甚者。故女人心脉动甚，妊子。

凡脉动，为痛，为惊，为泄利，为拘挛，为崩脱，为虚劳体痛。阳动，汗出；阴动，发热。

滑

滑以候气。其象往来流利，如珠走盘，不进不退。

滑为血实气壅之候，血不胜于气也，主痰饮诸病。脉为血府，血盛则脉滑，惟肾宜之。女人脉滑断绝不匀，经闭之验。诸脉调，尺独滑，必有胎。上为吐逆，下为气结。滑数为热结。

左寸　心独热。兼实大，心惊舌强①。

左关　肝热，头目为患。

左尺　尿赤，茎中痛，小便淋漓。

右寸　痰饮，呕逆。兼实，肺热，毛发焦，膈壅，咽干，痰

---

① 强（jiàng 将）：僵硬。

嗽，头目昏，涕唾稠黏。

右关　脾热，口臭，吐逆，宿食不化。兼实，胃热。

右尺　因相火炎而引饮多，脐冷腹鸣，或时下利。女人主血热气壅，月事不通。若和滑，为有孕。

涩

涩以候血。其象虚细而迟，往来极难，或一止复来，三五不调。

涩为气多血少之候，故主血少精伤之病。盖气盛则血少，脉因涩，惟肺宜之。女人有孕而脉涩，为胎病；无孕而脉涩，为败血。

凡脉滑，为无汗，或为血痹痛。

左寸　心肺虚耗不安，冷气心痛。

左关　肝虚血散，肋胀胁满，身痛。

左尺　男子伤精，癞①疝，女人月事虚败。若有孕，主胎漏不安。

右寸　荣卫不和，上焦冷痞，气短，臂酸。

右关　脾弱不食，胃冷多呕。

右尺　大便秘，津液不足，少腹寒，足胫逆冷。经：滑者伤热，涩者伤雾露②。

---

① 癞（tuí 颓）：指阴囊肿大。《灵枢·邪气脏腑病形》："滑甚为癞疝。"
② 滑者……雾露：语见《难经·十八难》，原书"伤"作"中"。

附载：人迎气口脉法

以上《统类》所载二十七脉，皆按各脉之寸、关、尺三部诊候。人迎、气口二脉，无从列入，故特附于后。

人迎

人迎候天六气。左手关前一分为人迎。寸、关、尺每部，各有前、中、后三分。关前一分者，乃是关部上之前一分，非言关部之前寸部上之一分也，切勿误认。气口同。

六淫之邪，袭于经络而未入胃腑，致左手人迎脉紧盛，大于气口一倍，为外感风寒，皆属表，阳也，腑也。人迎之脉，浮伤风，紧伤寒，虚弱伤暑，沉细伤湿，虚数伤热，洪数伤火，皆属外因，法当表散渗泄。又阳经取决于人迎。左人迎脉不和，病在表为阳，主四肢。士材①曰：左关前一分，正当肝部，肝为风木之脏，故外伤于风者，内应风脏而为紧盛也。又曰：但言伤于风，勿泥外因而概以六气所伤者，亦取人迎也。②

气口

气口候人七情。右手关前一分为气口。

七情之气郁于心腹不能散，饮食五味之伤留于肠胃不得通，致右手气口脉紧盛，大于人迎一倍。为内伤七情、

---

① 士材：指明代医家李中梓（1588—1655），字士材，著有《医宗必读》等。

② 左关……人迎也：语见《医宗必读》卷二《脉法心参》。

饮食，皆属里，阴也，脏也。气口之脉，喜则散，怒则濡，忧则涩，思则结，悲则紧，恐则沉，惊则动，皆属内因。诊与何部相应，即知何脏受病，法宜温润以消平之。又阴经取决于气口。右气口脉不和，病在里为阴，主腹脏。士材曰：右关前一分，正当脾部。脾为仓廪之官，故内伤于食者，内应食脏而为紧盛也。又曰：但言伤于食，勿泥内因，而概以七情所伤者，亦取气口也①。

人迎、气口俱紧盛，则为夹食伤寒。内伤、外感俱见。

附载：奇经八脉

此八脉亦以不能混列《统类》二十七脉中，故又附人迎、气口二脉之后。八脉不拘制于十二正经，无表里相配，故名曰"奇"。凡诊八脉所见，统两手皆然，其从寸部斜至外、斜至内者，左手之外即右手之内，左手之内即右手之外。相反，推之自见。

阳维

阳维候一身之表。以左手为主，其脉从寸部斜至外者是也。右手反看，下同。

本脉起于诸阳之会，所以维于阳。盖人身之卫分即是阳，阳维维阳即维卫。卫主表，故阳维受邪为病亦在表。寸为阳部，外亦为阳位，故阳维之脉，从寸斜至外，不离

---

① 右关……气口也：语见《医宗必读》卷二《脉法心参》。

乎阳也。

阴维

阴维候一身之里。以左手为主，其脉从寸部斜至内者是也。右手反看。

本脉起于诸阴之交，所以维于阴。盖人身之营分即是阴，阴维维阴即维营。营主里，故阴维受邪为病亦在里。寸虽为阳部，内实为阴位，阴维之脉，从寸斜至内，是根于阳而归于阴也。

阳跷

阳跷候一身左右之阳。不论左右手[①]，其脉从寸部左右弹者是也。

本脉为足太阳经别脉，起跟中，循外踝上行于身之左右，所以使机关之跷捷也。阳跷在肌肉之上，阳脉所行，通贯六腑，主持诸表，故其为病，亦表病里和。

阴跷

阴跷候一身左右之阴。不论左右手，其脉从尺部左右弹者是也。

本脉为足少阴经别脉，起跟中，循内踝上行于身之左右，所以使机关之跷捷也。阴跷在肌肉之下，阴脉所行，通贯五脏，主持诸里，故其为病，亦里病表和。

---

① 不论左右手：《沈氏尊生书》此句在"其脉从寸部左右弹者是也"后。

督

督候身后之阳。不论左右手，其脉三部中央俱浮，直上直下者是也。

本脉起肾下胞中，循背而行于身之后，为阳脉之总督，故曰阳脉之海。故其为病，往往自下冲上而痛。

任

任候身前之阴。不论左右手，其脉丸丸，横于寸口者是也。

本脉起肾下胞中，循腹而行于身之前，为阴脉之承任，故曰阴脉之海。故其为病，亦往往自下冲上而痛。

冲

冲候身前之阴。不论左右手，其脉来寸口中央坚实，径至关者是也。

本脉起肾下胞中，夹脐而行，直冲于上，为诸脉之冲要，故曰"十二经脉之海"。又以其为先天精血之主，能上灌诸阳，下渗诸阴，以至足跗，故又曰"血海"。而其为病，多气逆而里急。

带

带候诸脉之约束。不论左右手，其脉来，关部左右弹者是也。

本脉起少腹之侧，季胁之下，环身一周，络腰而过，如束带状，所以总约诸脉，故名曰带。而冲任二脉，循腹胁，夹脐旁，传流于气街，属于带脉，络于督脉。冲任督三脉，同起而异行，一源而三歧，皆络带。因诸经上下往来，遗热于带脉之间，客热①郁抑，白物淫溢，男子随溲而下，女子绵绵而下，皆湿热之过。故带脉为病，即谓之带下。

① 客热：外来的热邪。

释　骨

沈彤[①]

　　骨为身之干，其载于《内经》《甲乙经》者，以十、百数，皆各有其部与其形象。然名之单复分总，散见错出，能辨析而会通者实鲜[②]。余方嗟其为学者之阙[③]，适吴生文球从事经穴，数以是请。遂与之详考，而条释以贻之。

　　头之骨曰颅，其上曰颠，亦作"巅"。曰脑盖，曰脑顶，亦曰顶。其会曰顖。《说文》作"囟"，训"头会脑盖"，乃谓头骨交会之脑盖，非指盖之全也。《玉篇》训"顶门"。其横在发际前者曰额颅，亦曰额。额之中曰颜，曰庭。其旁曰额角。其前在眉头者曰眉本，在目眶上者曰眶上陷骨。眉间曰阙。其下曰下极，下极者，目间也。眉目间亦通曰颜。《五色》篇云：阙者，眉间也。庭者，颜也。下论察色之部云：庭者，首面也。阙上者，咽喉也。阙中者，肺也。是颜在阙上之上矣。《卫气》

---

　　① 沈彤（1688—1752）：字冠云，号果堂，江苏吴江人。清代儒家学者，著有《果堂集》十二卷。

　　② 鲜（xiǎn 显）：很少。

　　③ 阙（quē 缺）：缺失。

篇云：手阳明标在颜下①。盖谓挟鼻孔之脉穴，若颜但在阙上，则去鼻太远，故自庭至下极，皆颜也。《说文》亦训"颜"为"眉目之间"。颠之旁崭然②起者曰头角，亦曰角。左曰左角，右曰右角。《经筋》篇云：足少阳之筋，循耳后上额角，交巅上③。彤案：耳上近巅者，乃头角，非额角也。故"额角"为"头角"之讹，则其下所云"右角""左角"者，亦"头角"也。旧说以左右角为"额角"，误。当耳之后上起者，曰耳上角，曰耳后上角，其前曰耳前角，亦曰角。形曲，故又曰曲角。曲角，经文俱误作"曲周"。惟《气府论》注"周"作"角"④，今从之。颠之后横起者，曰头横骨，曰枕骨。其两旁尤起者，曰玉枕骨。其旁下高以长在耳后者，曰完骨。头横骨中央之下端曰颅际锐骨，颅亦曰头之大骨。自额颅而下，鼻之骨曰鼻柱，曰明堂骨。其旁微起者曰鼻䪼。目之下起骨曰頄。其下旁高而大者，曰面䶳⑤骨，曰颧骨，亦曰大颧，亦曰頄。䶳、頄，古通用。頄之下端曰兑骨，兑，古"锐"字。在耳前者曰关，穴有名上关、下关者，谓在关之上下也。有名"颧窌"者，谓在颧之下也。有名"完骨"者，谓在完骨之际也。凡穴名与骨同者，

---

① 手阳明标在颜下：语本《灵枢·卫气》："手阳明之本，在肘骨中，上至别阳，标在颜下合钳上也。"

② 崭然：突出的样子。

③ 足少阳之筋……交巅上：语本《灵枢·经筋》："足少阳之筋……直者上出腋，贯缺盆，出太阳之前，循耳后，上额角，交巅上。"

④ 周作角：语见《素问·气府论》王冰注："谓颔厌二穴也。在曲角下颞颥之上廉，手足少阳、足阳明三脉之会。"

⑤ 䶳（qiú 求）：通"頄"，面颊颧骨。《素问·气府论》："䶳骨下各一。"王冰注："䶳，頄也。"

皆仿此。耳下曲骨载頬在颌后者，颌，《说文》作"颔"，与"颐"同训"颜"，盖从口内言之。若从口外言，则两旁为颌，颌前为颐，不容相假。故《内经》无通称者。曰颊车，曰曲頬，曰巨屈。亦作曲。曲骨前断而若逆者，曰大迎骨。通回匝口頬下之骨，曰或骨。《骨空论》云："或骨空在口下当两肩。"王太仆注云："谓大迎穴也。"彤按：《说文》"或"即"域"本字。云"或骨"者，以其骨在口頬下，象邦域之回匝也。其在颐者，曰角，曰龂①基，曰②断骨，曰齿。上曰上齿，下曰下齿，凡十有二。牝齿曰牙。中央齿形奇，右左齿形偶。奇则牡，偶则牝。而《说文》《玉篇》并以牙为"牡齿"，恐传写之讹。上下各十，或八，或九，或十有二，不齐也。其最后生者，曰真牙。其自齿左右转势微曲者，曰曲牙。《气穴论》云："曲牙二穴。"王注云："颊车穴，在耳下曲頬端③。"彤谓：耳下曲頬端，去曲牙甚远，恐非经意。若指牙之近頬车者，则其牙未尝曲。吴生以二穴为"地仓"。地仓，侠口旁四分，正当牙曲处，足征④吾说。牙之后横舌本者，曰横骨。

自颅际锐骨而下，骨三节植颈项者，通曰柱骨。其隐筋肉中者，曰复骨。张景岳云"复"当作"伏"⑤。上曰上椎，下起骨曰项大椎。亦作"顀"。项大椎之下二十一节，节，亦

---

① 龂（yín 银）：牙根肉。同"龈"。《说文解字》："龂，齿本也。"
② 曰：原作"口"，当为"曰"之讹，据《果堂集·释骨》改。
③ 頬车……頬端：语见《素问·气穴论》："颊车穴也。在耳下曲頬端陷者也。"
④ 征：证明，证验。
⑤ "复"当作"伏"：语出张景岳《类经·经络类·骨空》。

曰"顀"，作"焦"误。"顀"亦作"椎"。通曰脊骨，曰脊椎，曰膂骨，曰中胎。第一节曰脊大椎，形如杼①，故亦曰杼骨。第十三节至十六节曰高骨，曰大骨。《生气通天论》云："肾气乃伤，高骨乃坏。"王注云："高骨，谓腰之高骨②。"是高骨通谓腰间脊骨之高者也。《论》又云："味过于咸，大骨气劳。"注云："咸归肾也。"按：腰为肾府，此大骨当在腰间，即诸高骨也。说者专指命门穴上一节为高骨、大骨，未尽。其以上七节曰背骨者，则第八节以下乃曰膂骨。《骨度》篇云："项发以下至背骨。"又云："膂骨以下至尾骶③。"彤按：此篇文体，凡骨名相承说者，下皆同上。知"膂"本"背"字传写致讹。篇内又云："上七节至于膂骨。"则上七节皆背骨，而膂骨自八节以下明矣。又《说文》训"吕"为"脊骨"，训"背"为"脊"，而训"脊"则兼背吕，亦一脊而分上背、下吕之证。又按：《气穴论》云：中胎两旁各五穴。注谓：起肺腧至肾腧，肺腧在第三椎下两旁，肾腧在第十四椎下两旁④。是"中胎"云者，谓第三椎至十四椎为膂之中也。此又以背骨五节通称为胎也。末节曰尻骨，曰骶骨，一作"骨骶"，恐文倒，否则"脊"误为"骨"。曰脊骶，曰尾骶，亦曰骶，曰尾屈，曰橛骨，

---

① 杼（zhù柱）：织布的梭子。

② 高骨谓腰之高骨：语见《素问·生气通天论》王注："高骨，谓腰高之骨也。"

③ 项发……尾骶：语见《灵枢·骨度》："项发以下至背骨长二寸半，膂骨以下至尾骶二十一节长三尺……上七节至于膂骨九寸八分分之七。"

④ 起肺……两旁：语见《素问·气穴论》："中胎两旁各五，凡十穴。"王注："谓五藏之背腧也。肺腧在第三椎下两旁，心腧在第五椎下两旁，肝腧在第九椎下两旁，脾腧在第十一椎下两旁，肾腧在第十四椎下两旁。"

曰穷骨。其骨之扁戾①者曰扁骨。

侠脊骨第一节至十二节，环而前斜下者，二十四条皆曰肋。妇人则二十八条。其在液②下而后乳三寸者曰胠③。胠骨五，左曰左胠，右曰右胠。其抱胸过乳而两端相直者，曰膺中骨，七。《气府论》云："膺中骨间各一。"王注云："谓膺窗等六穴。""膺中骨陷中各一。"王注云：谓璇玑至中庭六穴④。彤谓：穴在骨下间。穴有六，则膺中骨当七矣。盖乳上五，乳下二也。其在膺中骨之下及胠外者，曰胁骨，曰胁肋。胠及膺中骨之在乳下者，亦通曰胁。《至真要大论》注云："胁，谓两乳之下及胠外也。"胁骨之短而在下者，曰橛肋，三。其最短侠脊者，曰季肋。其橛肋之第三条，曰季肋。凡胁骨之端，通曰胁支。支端之相交者骹。张景岳以"胁下之骨为骹⑤"，"下"字误。

膺中骨之上，自结喉下四寸至肩端前横而大者，曰巨骨。其半环中断者，曰缺盆骨。在肩者曰肩上横骨。在肩端者曰骷⑥骨。《师传》篇云："五脏六腑，心为之主，缺盆为之道。骷骨有余，以候𩩲骬⑦。"彤按：此骷骨乃谓缺盆骨两旁之端，即

---

① 戾：弯曲。《说文解字》："戾，曲也。"

② 液：通"腋"。

③ 胠（qū 曲）：腋下。《玉篇·肉部》："胠，腋下。"

④ 谓璇……六穴：语本《素问·气府论》："谓璇玑、华盖、紫宫、玉堂、膻中、中庭六穴也。"

⑤ 胁下之骨为骹：语出张景岳《类经·藏象类·本脏二十五变》。

⑥ 骷（guā 瓜）：骨端。《说文解字》："骷，骨端也。"

⑦ 𩩲骬（héyú 和余）：胸前骨。《集韵·月韵》："𩩲骬，胸前骨。"

肩端骨也。盖髑骺本蔽心之骨，而缺盆即心藏之道。髑骺之上为膺中陷骨，缺盆骨之旁为肩端骨。膺中陷骨之于缺盆骨，髑骺之于肩端骨，其长短皆各相应，故必用肩端骨候髑骺也。然则骷骨之为肩端骨，信矣。旧说以骷骨为髑骺之端，则与上文不贯，且髑骺甚小，不须更以端候。至有以"骷"作"骺"，而训为"膝骨"者，尤误。骷骨之起者曰髑骨，曰肩前髑。微起者曰小髑骨，小髑骨之前歧出者，曰肩端上行两叉骨。缺盆外伏颈旁壅肉下者曰毖骨，曰缺盆外骨。其骨即肋骨之第一条也。肩后横骨曰大骨。其在旁者曰曲液上骨，曰肩臑后大骨。其成片被肩垂背者曰肩甲，亦作"胛"，下同。至《经脉》篇作云"别下，贯胛①"者，"胛"乃"胂"之误字，故不列。曰肩髆，亦曰髆。肩甲之在上屈折者曰肩曲甲。其近小髑骨者曰肩中央曲甲。当膺骨两端中陷下者曰膺中陷骨。陷骨下蔽心者曰髑骺，曰鸠尾，曰心蔽骨，曰臆前蔽骨。髑骺直下横两股间者，曰横骨，曰股际骨。其中央两垂而压阴器者，曰曲骨。阴器之后绕直肠而缀骶端者，曰阴尾骨。骶之上侠脊十七节至二十节起骨，曰腰髁骨，曰两髁。其旁临两股者，曰监骨，曰大骨，曰髂②。一身之伸屈司焉，故通曰机关。关之旁曰髀枢，亦曰枢机者，髀骨之入枢者也。

---

① 别下，贯胛：语见《灵枢·经脉》："其支者，从髆内左右，别下，贯胛。"

② 髂（qià 恰）：腰骨。《素问·长刺节论》："刺两髂髎季胁肋间。"王冰注："髂为腰骨。"

自肩两旁而下，在肘以上者，曰髆骨①。肩与髆之会于前廉者，曰肩端两骨。其会于后者，曰肩曲甲下两骨。髆者，大臂也。在肘以下者曰臂骨。臂骨二，上曰上骨，则下曰下骨也。其在肘者，曰肘骨，曰肘大骨，曰肘外大骨。《本输》篇、《甲乙经》所云"肘内大骨②"者，"内"乃"外"之讹字，故不列。其内微起者，曰肘内锐骨。合其大者、锐者，曰肘内侧两骨。肘大骨之上两起者，曰肘外辅骨。臂骨之在外者，曰臂外两骨。其在内近腕者，曰关。穴有名"内关""外关"者，以此。至《本腧》篇所云"掌后两骨③"者，"骨"乃"筋"之讹字，故不列。若《难经》之所谓"关④"，则上骨内端之微高者也。其下骨外端起者曰手外踝，亦曰踝外。踝前微起者曰腕骨，腕，亦作"宛"。曰腕中兑骨，亦曰锐骨。其又前者，曰腕前起骨。束掌者，曰束掌骨。掌束骨之后廉微起者，曰掌后兑骨。旧说以手踝当之，误。手大指本节后起骨，曰壅骨。《邪客》篇论手太阴之脉云：内屈，与

---

① 髆（bó 搏）：肩。《说文解字·骨部》："髆，肩甲也。"

② 肘内大骨：语见《灵枢·本输》："小海，在肘内大骨之外，去端半寸陷者中也。"《针灸甲乙经》卷三第二十九："小海者，土也。在肘内大骨外，去肘端五分陷者中，屈肘乃得之。"

③ 掌后两骨：语见《灵枢·本输》："大陵，掌后两骨之间方下者也。"

④ 关：语见《难经·二难》："尺寸者，脉之大要会也。从关至尺是尺内，阴之所治也；从关至鱼际是寸内，阳之所治也。"《难经·三难》："（脉）有关有格……关之前者，阳之动也，脉当见九分而浮。过者，法曰太过；减者，法曰不及。遂上鱼为溢，为外关内格，此阴乘之脉也。关之后者，阴之动也，脉当见一寸而沉。过者，法曰太过；减者，法曰不及。遂入尺为覆，为内关外格，此阳乘之脉也。"

诸阴络会于鱼际，伏行壅骨之下，外屈，出于寸口而行①。是壅骨固在鱼际旁、寸口前。旧说谓即掌后高骨，误。兼旁之歧出者，通曰大指歧骨。其与次指合，形如谷，故又曰合谷两骨。

自两髂而下，在膝以上者，曰髀骨，曰股骨。其直者曰楗。《骨空论》云："辅骨上，横骨下为楗。"是楗即髀骨之直者也。又考枯骨象，髀枢在关旁纳机，不在机端。而说者名"髀骨"为"髀枢骨"，又以为在楗骨下，甚误。其斜上侠髋者，则所谓机也。在膝以下者，曰骱②骨。骱，亦作"胻"。骱者，小股也，亦曰足骱。《说文》训"骱"为"胫端"。然《内经》皆通称，惟《大奇论》"骱"与"胫"对言③。而《甲乙经》所集"骱"亦作"胫"④。盖不可分也，胫与骱同。曰骹，曰骭。髀骱之间，曰骸关。《骨空论》云："膝解为骸关。"王注谓：在膝外⑤。彤按：即膝外解上下之辅骨。盖名"关本"，取两骨可开阖之义，故指骨解与两骨并通。余仿此。曰股枢，一作"枢股"，恐文倒。亦曰枢。盖膝之骨曰膝髌。侠膝之骨曰辅骨，内曰内辅，外曰外辅。其专以骸上为辅者。《骨空论》云："骸下为辅。""下"乃

---

① 内屈……而行：语见《灵枢·邪客》："手太阴之脉，出于大指之端，内屈，循白肉际，至本节之后太渊留以澹，外屈，上于本节下，内屈，与阴诸络会于鱼际，数脉并注，其气滑利，伏行壅骨之下，外屈，出于寸口而行。"

② 骱（héng 恒）：同"胻"。指胫骨上部。《素问·脉要精微论》："病足骱中肿若水状也。"王冰注："骱作胻。"

③ 骱与胫对言：语见《素问·大奇论》："胫有大小，髀骱大跛，易偏枯。"

④ 骱亦作胫：语见《针灸甲乙经》卷十一第八："胫有大小，髀胫跛，易偏枯。"

⑤ 在膝外：语见《骨空论》王注："膝外为骸关。"

"上"之讹也。则膝旁不曰辅而曰连骸。骸上者，胫之上端也。骱外廉起骨成骱者，曰成骨。《刺腰痛论》云："成骨在膝外廉之骨独起者。"彤按：膝之上下内外，皆以髌为断。成骨旁骱骨之端，不至上旁膝，膝乃骱之讹也。"成"一作"盛"，亦误。骱下端起骨曰踝，内曰内踝，外曰外踝，外踝上细而短附骱者，曰绝骨。两踝后在踵者，曰跟骨。在内踝下者，曰内踝之后属。内踝下前起大骨，曰然骨。足大指歧出者，曰大指歧骨。大指本节后宛宛者，曰腕骨。其在内侧如核者，曰核骨。核，亦作"覆"。足外侧大骨曰京骨。京骨之前当小指本节后者，曰束骨。小指次指歧出者，曰足小指、次指歧骨。足上曰跗①，其外侧近踝者，曰跗属。一作"属跗"，恐文倒。凡肘、腋、髀、腘两端相接骨，通曰机关，亦曰关。髀之关，即《骨空②论》所云"腘上为关"，王注云"当楗之后者③"也。穴有名髀关者，以其正直髀关之前故耳。腘之关，即骸关也。手足腕两端骨，亦通曰关。

---

① 跗（fū 敷）：脚背。
② 空：原作"穴"，当为"空"之讹。据《素问·骨空论》改。
③ 当楗之后者：语本《素问·骨空论》王注："楗后为关。"

颐 身 集

目 录

摄生消息论

元·丘处机①手著

春季摄生消息

春三月，此谓发陈，天地俱生，万物以荣。夜卧早起，广步于庭，被发②缓行，以使志生。生而勿杀，与而勿夺，赏而勿罚。此养气之应，养生之道也。逆之则伤肝。

肝木味酸，木能胜土，土属脾主甘。当春之时，食味宜减酸益甘，以养脾气。春阳初升，万物发萌，正二月间，乍寒乍热。高年之人，多有宿疾，春气所攻，则精神昏倦，宿病发动。又兼冬时拥炉薰衣，啖炙炊煿③成积，至春发泄，体热头昏，壅隔④疫⑤嗽，四肢倦怠，腰脚无力，皆冬所蓄之疾，常当体候。若稍觉发动，不可便行疏

---

① 丘处机（1148—1227）：字通密，道号长春子，金元时期著名道士，亦是养生家。《摄生消息论》系其养生方面的代表作。按："丘处机"一作"邱处机"，丘为原姓，为避孔丘之讳，历史上曾多次颁诏改"丘"为"邱"。原书作"邱"，现统一改作"丘"。

② 被发：披散头发。被，通"披"。

③ 煿（bó伯）：烘烤。

④ 隔：通"膈"。

⑤ 疫：据下文"化痰之剂"，疑为"痰"之讹。

利之药，恐伤脏腑，别生余疾。惟用消风和气、凉膈化痰之剂，或选食治方中性稍凉，利饮食，调停以治，自然通畅。若无疾状，不必服药。

春日融和，当眺园林亭阁虚敞之处，用摅①滞怀，以畅生气。不可兀坐②，以生抑郁。饭酒不可过多，米面团饼不可多食，致伤脾胃，难以消化。老人切不可以饥腹多食，以快一时之口，致生不测。天气寒暄不一，不可顿去绵衣。老人气弱，骨疏体怯，风冷易伤腠里③，时备夹衣，遇暖易之一重，渐减一重，不可暴去。

刘处士④云：春来之病，多自冬至后夜半一阳生。阳无吐，阴无纳，心膈宿热与阳气相冲，两虎相逢，狭道必斗矣。至于春夏之交，遂致伤寒虚热时行之患，良由冬月焙火食炙，心膈宿痰流入四肢之故也。当服祛痰之药以导之，使不为疾。不可令背寒，寒即伤肺，令鼻寒咳嗽。身觉热甚，少去上衣。稍冷莫强忍，即便加服。肺俞，五脏之表；胃俞，经络之长。二处不可失寒热之节。谚云"避风如避箭，避色如避乱。加减逐时衣，少餐申后饭"是也。

---

① 摅（shū书）：抒发。

② 兀坐：端坐。

③ 里：通"理"。

④ 刘处士：指刘词（891—955），字好谦，晚年自号茅山处士，唐五代人。有养生著作《混俗颐生录》流传。处士，古代对有才德而不出仕之人的称谓。

肝脏春旺

肝属木，为青帝，卦属震，神形如青龙，象如悬瓟[①]者。肝者，干也，状如枝干，居在下，少近心。左三叶，右四叶，色如缟映绀。肝为心母，为肾子。肝中有三神，名曰爽灵、胎光、幽精也。夜卧及平旦，扣齿三十六通，呼肝神名，使神清气爽。

目为之宫，左目为甲，右目为乙。男子至六十，肝气衰，肝叶薄，胆渐减，目即昏昏然。在形为筋，肝脉合于木，魂之藏也。于液为泪，肾邪入肝，故多泪。六腑，胆为肝之府，胆与肝合也。故肝气通则分五色，肝实则目黄赤。肝合于脉，其荣爪也，肝之合也。筋缓弱脉不自持者，肝先死也。日为甲乙，辰为寅卯。音属角，味酸，其臭臊膻，心邪入肝则恶膻。

肝之外应东岳，上通岁星之精。春三月，常存岁星青气入于肝。故肝虚者，筋急也；皮枯者，肝热也；肌肉斑点者，肝风也。人之色青者，肝盛也；人好食酸味者，肝不足也；人之发枯者，肝伤也。人之手足多汗者，肝方无病。肺邪入肝则多哭。治肝病当用嘘为泻，吸为补。其气仁，好行仁惠伤悯之情，故闻悲则泪出也。春三月，水

---

① 瓟（páo 袍）：一种草本植物，果实似葫芦而略大，对半剖开可做水瓢。

旺，天地气生，欲安其神者，当泽及群刍①，恩沾庶类②，无竭川泽，毋洒陂塘③，毋伤萌芽，好生勿杀，以合太清④，以合天地生育之气。夜卧早起，以合乎道。若逆之，则毛骨不荣，金木相克而诸病生矣。

相肝脏病法

肝热者，左颊赤。肝病者，目夺而胁下痛引小腹，令人喜怒。肝虚则恐，如人将捕之。实则怒，虚则寒，寒则阴气壮，梦见山林。肝气逆，则头痛、耳聋、颊肿。肝病欲散，急食辛以散，用酸以补之。当避风，肝恶风也。肝病脐左有动气，按之牢若痛，支满，淋溲，夫小便难，好转筋。肝有病则昏昏好睡，眼生膜，视物不明，飞蝇上下，努肉攀睛，或生晕，映冷泪，两角赤痒，当服升麻疏散之剂。

夏季摄生消息

夏三月属火，生⑤于长养。心气火旺，味属苦。火能克金，金属肺，肺主辛，当夏饮食之味，宜减苦增辛以养

---

① 群刍：指各种草类及食草动物。
② 庶类：万物万类。庶，众多。
③ 陂（pí皮）塘：池塘。
④ 太清：天道自然。《庄子·天运》："行之以礼义，建之以太清。"成玄英疏："太清，天道也。"
⑤ 生：据文意，当为"主"之讹。《遵生八笺·四时调摄笺》《丘处机集·摄生消息论》并作"主"。

肺。心气当呵以疏之，嘘以顺之。三伏内，腹中常冷时，忌下利，恐泄阴气，故不宜针灸，惟宜发汗。

夏至后夜半一阴生，宜服热物，兼服补肾汤药。夏季心旺肾衰，虽大热，不宜吃冷淘①、冰雪、密冰②、凉粉、冷粥，饱腹受寒，必起霍乱。少食瓜茄生菜，原腹中方受阴气，食此凝滞之物，多结癥块。若患冷气痰火之人，切宜忌之。老人尤当慎护。平居檐下、过廊、巷堂、破窗，皆不可纳凉。此等所在虽凉，贼风中人最暴。惟宜虚堂③净室，水亭木阴，洁净空敞之处，自然清凉。更宜调息净心，常如冰雪在心，炎热亦于吾心少减。不可以热为热，更生热矣。

每日宜进温补平顺丸散。饮食温暖，不令大饱，时时进之。宜桂汤、豆蔻、熟水，其于肥腻当戒。不得于星月下露卧，兼使睡着，使人扇风取凉，一时虽快，风入腠理，其患最深。贪凉兼汗身当风而卧，多风痹手足不仁、语言謇涩④、四肢瘫痪。虽不人人如此，亦有当时中者，亦有不便中者，其说何也？逢年岁方壮，遇月之满，得时之和，即幸而免，至后还发；若或年力衰迈，值月之空，失时之和，无不中者。头为诸阳之总，尤不可风。卧处宜密，防小隙微孔以伤其脑户。夏三月，每日梳头一二百

---

① 冷淘：古代夏季食用的一种面食，类似于今天的凉面。
② 密冰：同"蜜冰"，古代一种冰食。
③ 虚堂：高堂。
④ 謇涩：语言不利，语声不清。謇，通"謇"。

下，不得梳着头皮。当在无风处梳之，自然去风明目矣。

《养生论》曰：夏谓蕃秀，天地气交，万物华实。夜卧早起，无厌于日。使志无怒，使华成实，使气得泄。此夏气之应，长养之道也。逆之则伤心，秋发痎疟；收敛者少，冬至病重①。又曰：夏气热，宜食菽以寒之，不可一于热也。禁饮食汤，禁食过饱，禁湿地卧并穿湿衣②。

心脏夏旺

心属南方火，为赤帝，神形如朱雀，象如倒悬莲蕊。心者，纤也。所纳纤微，无不贯注，变水为血也。重十二两，居肺下肝上，对尾鸠下一寸，注曰：胞中心口掩下尾鸠也。色如缟映绛，中有七孔三毛。上智之人，心孔通明；中智之人五孔，心穴通气；下智无孔，气明不通，无智狡诈。心为肝子，为脾母。舌为之宫，阙窍通耳，左耳为丙，右耳为丁。液为汗，肾邪入心，则汗溢。其味苦。小肠为心之腑，与心合。《黄庭经》③ 曰："心部之宅莲含花，下有童子丹元家。主适寒热荣卫和，丹锦绯囊披玉罗。"

其声徵，其臭焦，故人有不畅事，心即焦燥。心气通则知五味，心病则舌焦，卷而短，不知五味也。其性礼，

---

① 夏谓……病重：语本《素问·四气调神大论》。

② 夏气……湿衣：出处未知，并不见于《素问·四气调神大论》。

③ 黄庭经：道教上清派的重要著作，也被内丹家奉为经典。约出于魏晋时期，道教中传说此经为上界仙真传授于南岳魏夫人。引文见《黄庭内景经·心部章》。

其情乐。人年六十，心气衰弱，言多错忘。心脉出于中冲，生之本，神之处也，主明运用。心合于脉，其色荣也，血脉虚少不能荣脏腑者，心先死也。心合辰之巳午，外应南岳，上通荧惑①之精。故心风者，舌缩不能言也；血壅者，心惊也；舌无味者，心虚也；善忘者，心神离也；重语者，心乱也；多悲者，心伤也；好食苦者，心不足也；面青黑者，心气冷也；容色鲜好，红活有光，心无病也。肺邪入心则多言。心通微，心有疾当用呵。呵者，出心之邪气也。

故夏三月欲安其神者，则含忠履孝，辅义安仁，安息火炽，澄和心神，外绝声色，内薄滋味②，可以居高朗③，远眺望。早卧早起，无厌于日，顺于正阳，以消暑气。逆之则肾心相争，火水相克，火病由此而作矣。

相心脏病法

心热者，色赤而脉溢，口中生疮，腐烂作臭，胸膈、肩背、两胁、两臂皆痛。心虚则心腹相引而痛，或梦刀杖、火焰、赤衣、红色之物、炉冶之事，以恍怖人。心病欲濡，急食咸以濡④之，用苦以补之，甘以泻之。禁湿衣热食。心恶热及水。心病当脐上有动脉，按之牢若痛，更

---

① 荧惑：古指火星。因隐现不定，令人迷惑，故名。
② 滋味：美味。
③ 高朗：指高敞之地。
④ 濡（rú 如）：润泽。

苦烦煎，手足心热，口干舌强，咽喉痛，咽不下，忘前失后。宜服五参丸。

秋季摄生消息

秋三月，主肃杀，肺气旺，味属辛。金能克木，木属肝，肝主酸。当秋之时，饮食之味，宜减辛增酸，以养肝气。肺盛则用咽以泄之。立秋以后，稍宜和平将摄。但春秋之际，故疾发动之时，切须安养，量其自性将养。秋间不宜吐并发汗，令人消烁，以致脏腑不安。惟宜针灸下利，进汤散以助阳气。又若患积劳、五痔、消渴等病，不宜吃干饭炙煿，并自死牛肉、生鲙、鸡猪、浊酒、陈臭咸醋、黏滑难消之物，及生菜、瓜果、鲊酱之类。若风气冷病、疝癖之人，亦不宜食。

若夏月好食冷物过多，至秋患赤白痢疾兼疟疾者，宜以童子小便二升，并大腹槟榔五个细锉，同便煎取八合，下生姜汁一合，和收起腊雪水一钟，早朝空心，分为二服，泻出三两行夏月所食冷物。或胸膈有宿水冷脓，悉为此药祛逐，不能为患。此汤名承气，虽老人亦可服之，不损元气，况秋痢又当其时。此药又理脚气，悉可取效。丈夫泻后两三日，以薤白煮粥，加羊肾同煮，空心服之，殊胜补药。又当清晨睡觉，闭目叩齿二十一下，咽津，以两手搓热，熨眼数次，多于秋三月行此，极能明目。

又曰：季秋谓之容平，天气以急，地气以明，早卧早起，与鸡俱兴，使志安宁，以缓秋形，收敛神形，使秋气平，无外其志，使肺气清。此秋气之应，养收之道也。逆之则伤肺，冬为渗泄，奉藏者少。秋气燥，宜食麻以润其燥，禁寒饮并穿寒湿内衣①。《千金方》曰：三秋服黄芪等丸一二②剂，则百病不生③。

肺脏秋旺

肺属西方金，为白帝，神形如白虎，象如悬磬④。肺者，勃也，言其气勃郁也。重三斤三两。六叶两耳，总计八叶。色如缟映红，居五脏之上，对胸若覆盖然，故为华盖⑤。肺为脾子，为肾母。下有七魄，如婴儿，名尸狗、伏尸、雀阴、吞贼、非毒、除秽、辟臭，乃七名也。夜卧及平旦时，叩齿三十六通，呼肺神及七魄名，以安五脏。鼻为之宫，左为庚，右为辛。在气为咳，在液为涕，在形为皮毛也。上通气至脑户，下通气至脾中，是以诸气属肺，故肺为呼吸之根源，为传送之宫殿也。肺之脉，出于少商，又为魄门。

---

① 季秋……内衣：语本《素问·四气调神大论》。

② 一二：指少许。

③ 三秋……不生：语本《备急千金要方·养性》："凡人春服小续命汤五剂及诸补散各一剂，夏天热则服肾沥汤三剂，秋服黄芪等丸一两剂，冬服药酒两三剂，立春日则止。此法终身常尔，则百病不生矣。"

④ 磬（qìng 庆）：古代一种打击乐器，多用玉、石或金属制成。状如曲尺，演奏时，悬挂于架上敲击。

⑤ 华盖：旧时帝王或贵族车上的伞盖。

久卧伤气，肾邪入肺则多涕。肺生于右，为喘咳。大肠为肺之府，大肠与肺合，为传泻行导之府。鼻为肺之宫，肺气通，则鼻知香臭。肺合于皮，其荣毛也，皮枯而毛落者，肺先死也。肺纳金，金受于寅，生于巳，旺于酉，病于亥，死于午，墓于丑。为秋，日为庚辛，辰为申酉。其声商，其色白，其味辛，其臭腥，心邪入肺则恶腥也。其性义，其情虑。肺之外应五岳，上通太白①之精。于秋之王日②，存太白之气入于肺，以助肺神。肺风者，鼻即塞也；容色枯者，肺干也；鼻痒者，肺有虫也；多恐惧者，魄离于肺也；身体鳖黑者，肺气微也；多怒气者，肺盛也；不耐寒者，肺劳也，肺劳则多睡；好食辛辣者，肺不足也；肠鸣者，肺气壅也；肺邪自入者，则好笑。故人之颜色莹白者，则肺无病也。肺有疾，用呬以抽之。无故而呬，不祥也。

秋三月，金旺主杀，万物枯损。欲安其魄而存其形者，当含仁育物，施恩敛容，阴阳分形，万物收杀，雀卧鸡起，斩伐草木，以顺秋气。长肺之刚，则邪气不侵。逆之，则五脏乖③而诸病作矣。

相肺脏病法

肺病热，右颊赤。肺病色白而毛槁，喘咳气逆，胸背

---

① 太白：古代对金星的称谓，又名启明、长庚。
② 秋之王日：秋气旺盛之日。王，通"旺"。
③ 乖：背离，违背。

四肢烦痛。或梦美人交合，或见花幡衣甲、日月云鹤、贵人相临。肺虚则气短不能调息。肺燥则喉干。肺风则多汗畏风，咳如气喘，旦善暮甚。气病上逆，急食苦以泄之。又曰：宜酸以收之，用辛以补之，苦以泻之①。禁食寒，肺恶寒也。肺有病，不闻香臭，鼻生瘜肉，或生疮疥，皮肤燥痒，气盛咳逆，唾吐脓血。宜服排风散。

冬季摄生消息

冬三月，天地闭藏，水冰地坼②，无扰乎阳。早卧晚起，以待日光。去寒就温，毋泄皮肤，逆之肾伤，春为痿厥，奉生者少。斯时伏阳在内，有疾宜吐。心膈多热，所忌发汗，恐泄阳气故也。宜服酒浸药，或山药酒一二杯，以迎阳气。寝卧之时，稍宜虚歇，寒极方加绵衣，以渐加厚，不得一顿便多，惟无寒即已。不得频用大火烘炙，尤甚损人。手足应心，不可以火炙手，引火入心，使人烦燥。不可就火烘炙食物，冷药不治热极，热药不治冷极，水就湿，火就燥耳。

饮食之味，宜减酸增苦，以养心气。冬月肾水味咸，恐水克火，心受病耳，故宜养心。宜居处密室，温暖衣衾，调其饮食，适其寒温。不可冒触寒风，老人尤甚，恐寒邪感冒，为嗽逆、麻痹、昏眩等疾。

---

① 宜酸……泻之：语本《素问·脏气法时论》："肺欲收，急食酸以收之，用酸补之，辛泻之。"

② 坼（chè 撤）：裂开。

冬月阳气在内，阴气在外，老人多有上热下冷之患，不宜沐浴。阳气内蕴之时，若加汤火所逼，必出大汗。高年骨肉疏薄，易于感动，多生外疾，不可早出，以犯霜威。早起服醇酒一杯以御寒，晚服消痰凉膈之药以平和心气，不令热气上涌。切忌房事。不可多食炙煿、肉面、馄饨之类。

肾脏冬旺

《内景经》①曰：肾属北方水，为黑帝。生对脐，附腰脊，重一斤一两，色如缟映紫。主分水气，灌注一身，如树之有根。左曰肾，右名命门，生气之府，死气之庐，守之则存，用之则竭。为肝母，为肺子。耳为之宫。天之生我，流气而变谓之精，精气往来为之神。神者，肾藏其情智。左属壬，右属癸，在辰为子亥，在气为吹，在液为唾，在形为骨。久立伤骨，为损肾也。应在齿，齿痛者，肾伤也。经于上焦，荣于中焦，卫于下焦。肾邪自入则多唾。膀胱为津液之府，荣其发也。《黄庭经》曰：肾部之宫元阙圆，中有童子名上元。主诸脏腑九液源，外应两耳百液津。其声羽，其味咸，其臭腐，心邪入肾则恶腐。凡丈夫六十，肾气衰，发变齿动；七十形体皆困；九十肾气焦枯，骨痿而不能起床者，肾先死也。肾病则耳聋、骨痿。肾合于骨，其荣在髭。

---

① 内景经：指《黄庭内景玉经》。现存《黄庭经》包括《黄庭内景玉经》《黄庭外景玉经》《黄庭中景玉经》三种。

肾之外应北岳，上通辰星①之精。冬三月，存辰星之黑气，入肾中存之。人之骨痛者，肾虚也；人之齿多龃者，肾衰也；人之齿堕者，肾风也；人之耳痛者，肾气壅也；人之多欠者，肾邪也；人之腰不伸者，肾乏也；人之色黑者，肾衰也；人之容色紫而有光者，肾无病也；人之骨节鸣者，肾羸也。肺邪入肾则多呻。肾有疾，当吹以泻之，吸以补之。其气智。肾气沉滞，宜重吹，则渐通也。肾虚则梦入暗处，见妇人、僧尼、龟鳖、驼马、旗枪，自身兵甲，或山行，或溪舟。故冬三月，乾坤气闭，万物伏藏，君子斋戒，谨节嗜欲，止声色，以待阴阳之定。无兢②阴阳，以全其生，合乎太清。

相肾脏病法

肾热者，颐赤。肾有病，色黑而齿槁，腹大体重，喘咳，汗出恶风。肾虚则腰中痛。肾风之状，颈多汗，恶风，食欲下，膈寒不通，腹满胀，食寒则泄，在形黑瘦。肾燥，急食辛以润之。肾病坚，急食咸以补之，用苦以泻之。无犯热食，无着暖衣。肾病脐下有动气，按之牢若痛③。苦食不消化，体重骨疼，腰胯、膀胱冷痛，脚痛或

---

① 辰星：古代对水星的称谓。
② 兢：疑当为"兢"，形似而讹。兢，今作"竞"，有争斗、角逐意。
③ 痛：原作"痡"，疑形似而讹。据文意及《丘处机集·摄生消息论》改。

痹①，小便余沥，疝瘕所缠，宜服肾气丸。

　　上四时调摄养生治病大旨，尽乎此矣！他如《灵》《素》诸编，皆绪论耳。屠本畯②识。

　① 痹：通"痹"，指肢体麻木。
　② 屠本畯：字田叔，又字豳叟，号汉陂，晚年自称憨先生、乖龙丈人等。浙江鄞县人。主要活动于明万历年间（1573—1620），曾任刑部校检等职。

修龄要旨

明·冷谦①启敬著

四时调摄

春三月，此谓发陈。夜卧早起。节情欲，以葆生生之气；少饮酒，以防逆上之火。肝旺脾衰，减酸增甘。肝藏魂，性仁，属木，味酸，形如悬匏。有七叶，少近心，左三叶，右四叶。着于内者为筋，见于外者为爪。以目为户，以胆为腑。故食辛多则伤肝。用"嘘"字导引。以两手相重，接肩上，徐徐缓缓，身左右各三遍。又可正坐，两手相叉，翻覆向胸三五遍。此能去肝家积聚风邪毒气，不令病作。一春早暮，须念念为之。不可懈惰，使一暴十寒②，方有成效。

正月，肾气受病，肺藏气微。减咸酸，增辛辣，助肾补肺，安养胃气。衣宜下厚而上薄，勿骤脱衣，勿令犯风，防夏餐雪。

二月，肾气微，肝正旺。戒酸增辛，助肾补肝。衣宜

---

① 冷谦：明代道士，生卒不详，字启敬，号龙阳子。长于音乐、绘画，精通养生。

② 一暴十寒：亦作"一曝十寒"，晒一天，冷十天，喻做事没有恒心。

暖，令得微汗，以散去冬伏邪。

三月，肾气以息，心气渐临，木气正旺。减甘增辛，补精益气。勿处湿地，勿露体三光下。

胆附肝短叶下，外应瞳神、鼻柱间。导引可正坐，合两脚掌，昂头，以两手挽脚腕起，摇动为之三五度。亦可大坐，以两手招地举身，努力腰脊三五度，能去胆家风毒邪气。

夏三月，此谓蕃秀。夜卧早起。伏阴在内，宜戒生冷。神气散越，宜远房室。勿暴怒，勿当风，防秋为疟。勿昼卧，勿引饮，主招百病。心旺肺衰，减苦增辛。心藏神，性礼，属火，味苦，形如倒悬莲蕊。着于内者为脉，见于外者为色。以舌为户，以小肠为腑。故食咸则伤心。治心用"呵"字导引。可正坐，两手作拳用力，左右互相虚筑各五六度。又以一手按髀，一手向上拓空，如擎石①米之重，左右更手行之。又以两手交叉，以脚踏手中各五六度，间②气为之，去心胸风邪诸疾。行之良久，闭目三咽津，叩齿三通而止。

四月，肝脏已病，心脏渐壮，增酸减苦，补肾助肝，调养胃气。为纯阳之月，忌入房。

五月，肝气休，心正旺。减酸增苦，益肝补肾，固密精气，早卧早起。名为毒月。君子斋戒，薄滋味，节嗜

① 石（dàn 但）：旧时市制容量单位，十斗为一石。
② 间：据上下文，当为"闭"。

欲。霉雨湿蒸，宜烘燥衣。时焚苍术。常擦涌泉穴，以袜护足。

六月，肝弱脾旺。节约饮食，远避声色。阴气内伏，暑毒外蒸。勿濯冷，勿当风，夜勿纳凉，卧勿摇扇，腹护单衾，食必温暖。

脾藏意，性信，属土，味甘，形如刀镰。着于内者为脏，见于外者为肉。以唇口为户，以胃为腑。故食酸多则伤脾。旺于四季末各十八日。呼吸橐籥①，调和水火。会合三家，发生万物，全赖脾土，脾健则身无疾。治脾用"呼"字导引。可大坐，伸一脚，屈一脚，以两手向后。及掣三五度，又跪坐，以两手据地，回头用力作虎视各三五度。能去脾家积聚风邪毒气，又能消食。

秋三月，此谓容平。早卧早起，收敛神气。禁吐禁汗。肺旺肝衰，减辛增酸。肺藏魄，性义，属金，味辛。形如悬磬，名为华盖。六叶两耳，总计八叶。着于内者为肤，见于外者为皮毛。以鼻为户，以大肠为腑。故食苦多则伤肺。治肺用"呬"字导引。可正坐，以两手据地，缩身曲脊，向上三举，去肺家风邪积劳。又当反拳槌背上，左右各槌三度，去胸臆间风毒。闭气为之，良久，闭目咽液叩齿而起。

七月，肝心少气，肺脏独旺。增咸减辛，助气补筋，

---

① 橐籥（tuóyuè 陀月）：古代冶炼时用以鼓风吹火的装置，此形容人一呼一吸，如同橐籥鼓风。

以养脾胃。安静性情，毋冒极热。须要爽气，足与脑宜微凉。

八月，心脏气微，肺金用事。减苦增辛，助筋补血，以养心肝脾胃。勿食姜，勿沾秋露。

九月，阳气已衰，阴气太盛。减苦增甘，补肝益肾助脾胃。勿冒暴风、恣醉饱。

冬三月，此谓闭藏。早卧晚起。暖足凉脑，曝背避寒，勿令汗出。目勿近火，足宜常濯。肾旺心衰，减咸增苦。肾藏志，性智，属水，味咸。左为肾，右为命门。生对脐，附腰脊。着于内者为骨，见于外者为齿。以耳为户，以膀胱为腑。故食甘多则伤肾。治肾用"吹"字导引。可正坐，以两手耸托，左右引胁三五度。又将手反着膝挽肘，左右同捩①身三五度。以足前后踏，左右各数十度。能去腰肾风邪积聚。

十月，心肺气弱，肾气强盛。减辛苦，以养肾气。为纯阴之月，一岁发育之功，实胚胎于此。大忌入房。

十一月，肾脏正旺，心肺衰微。增苦减咸，补理肺胃。一阳方生，远帷幕②，省言语。

十二月，土旺，水气不行。减甘增苦，补心助肺，调理肾气。勿冒霜雪，禁疲劳，防汗出。

---

① 捩（liè 列）：扭转。

② 帷幕：悬挂起来用于遮挡的大块布、绸、丝绒等，多为居处所用。此处借指男女房事。

起居调摄

平明①睡觉，先醒心，后醒眼。两手搓热，熨眼数十遍。以睛左旋、右转各九遍。闭住少顷，忽大挣②开，却除风火。披衣起坐，叩齿集神，次鸣天鼓，依呵、呼、呬、吹、嘘、嘻六字诀，吐浊吸清。按五行相生循序而行一周，散夜来蕴积邪气。随便导引，或进功夫，徐徐栉③沐，饮食调和。面宜多擦，发宜多梳，目宜常运，耳宜常凝，齿宜常叩，口宜常闭，津宜常咽，气宜常提，心宜常静，神宜常存，背宜常暖，腹宜常摩，胸宜常护，囊宜常裹，言语宜常简默，皮肤宜常干沐。食饱徐行，摩脐擦背，使食下舒，方可就坐。饱食发痔，食后曲身而坐，必病中满。怒后勿食，食后勿怒。身体常欲小劳，流水不腐，户枢不朽，运动故也。勿得久劳，久行伤筋，久立伤骨，久坐伤肉，久卧伤气，久视伤神，久听伤精。忍小便膝冷成淋，忍大便乃成气痔。着湿衣、汗衣，令人生疮。夜膳勿饱，饮酒勿醉，醉后勿饮冷，饱余勿便卧。头勿向北卧，头边勿安火炉。切忌子后④行房，阳方生而顿减之，一度伤于百度。大怒交合，成痈疽。疲劳入房，虚损少子。触犯阴阳禁忌，不惟父母受伤，生子亦不仁不孝。临

---

① 平明：指天刚亮之时，犹黎明。
② 挣：通"睁"。
③ 栉（zhì 志）：用梳子梳头发。
④ 子后：子时之后。

睡时，调息咽津，叩齿鸣天鼓。先睡眼，后睡心。侧曲而卧，觉直而伸。昼夜起居，乐在其中矣。

延年六字总诀

用此六字，以导六气，加以行势，方能引经。

行时须口吐鼻吸，耳不闻声乃得。

肝若嘘时目瞪睛，肺和呬气手双擎。

心呵顶上连叉手，肾吹抱取膝头平。

脾病呼时须撮口，三焦客热卧嘻宁。

嘘肝气诀

肝主龙涂位号心，病来还觉好酸辛。

眼中赤色兼多泪，嘘之立去病如神。

呬肺气诀

呬呬数多作生涎，胸膈烦满上焦痰。

若有肺病急须呬，用之目下自安然。

呵心气诀

心源烦燥急须呵，此法通神更莫过。

喉内口疮并热痛，依之目下便安和。

吹肾气诀

肾为水病主生门，有病尪①羸气色昏。

眉蹙耳鸣兼黑瘦，吹之邪妄立逃奔。

呼脾气诀

脾宫属土号太仓，痰病行之胜药方。

泻痢肠鸣并吐水，急调呼字免成殃。

嘻三焦诀

三焦有病急须嘻，古圣留言最上医。

若或通行土壅塞，不因此法又何知。

四季却病歌

春嘘明目木扶肝，夏至呵心火自闲。

秋呬定收金肺润，肾吹惟要坎中安。

三焦嘻却除烦热，四季长呼脾化餐。

切忌出声闻口耳，其功尤胜保神丹。

长生一十六字诀

一吸便提，气气归脐。

---

① 尪（wāng 汪）：孱弱、瘦弱。

一提便咽，水火相见。

　　上十六字，仙家名曰"十六锭金"，乃至简、至易之妙诀也。无分于在官不妨政事，在俗不妨家务，在士商不妨本业。只于二六时中，略得空闲，及行住坐卧，意一到处，便可行之。口中先须漱津三五次，舌搅上下颚。仍以舌抵上颚，满口津生，连津咽下，汩然[1]有声。随于鼻中吸清气一口，以意会及心目寂地，直送至腹脐下一寸三分丹田元海之中，略存一存，谓之一吸。随用下部，轻轻如忍便状，以意力提起，使归脐，连及夹脊、双关、肾门一路提上，直至后顶玉枕关，透入泥丸[2]顶内。其升而上之，亦不觉气之上出，谓之一呼。一呼一吸谓之一息。无既上升，随又似前，汩然有声，咽下。鼻吸清气，送至丹田，稍存一存。又自下部如前轻轻提上，与脐相接而上。所谓"气气归脐，寿与天齐"矣。凡咽下，口中有液愈妙，无液亦要汩然有声咽之。如是，一咽一提，或三五口，或七九，或十二，或二十四口。要行即行，要止即止，只要不忘作为正事，不使间断，方为精进。如有疯疾，见效尤速。久久行之，却病延年，形体变，百疾不作，自然不饥不渴，安健胜常。行之一年，永绝感冒、痞积、逆滞不

　　① 汩（gǔ 古）然：水流动的样子。
　　② 泥丸：指脑。道教以人体为小天地，各部分皆赋以神名，称脑神为精根，字泥丸。《黄庭内景经·至道》："脑神精根，字泥丸。"

和、痈疽疮毒等疾，耳目聪明，心力强记，宿疾俱瘳①，长生可望。如亲房事，欲泄未泄之时亦能以此提呼咽吸，运而使之归于元海。把牢春汛，不放龙飞，甚有益处。所谓造化吾手，宇宙吾心，妙莫能述。

十六段锦法

庄子曰："吹嘘呼吸，吐故纳新，熊经鸟伸，为寿而已矣②。"此导引之法，养形之秘，彭祖③寿考之所由也。其法自修养家所谈，无虑数百端。今取其要约切当者十六，修参之诸论，大概备矣。

凡行导引，常以夜半及平旦将起之时。此时气清腹虚，行之益人。先闭目握固，冥心④端坐，叩齿三十六通。即以两手抱项，左右宛转二十四，以去两胁积聚风邪。复以两手相叉，虚空托天，按项二十四，以除胸膈间邪气。复以两手掩两耳，却以第二指压第三指，弹击脑后二十四，以除风池邪气。复以两手相提，按左膝左捩，按右膝右捩身二十四，以去肝家风邪。复以两手，一向前一向后，如挽五石弓状，以去臂腋积邪。复大坐，展两手扭项左右反顾，肩膊随转二十四，以去脾家积邪。复两手握

① 瘳（chōu 抽）：病愈。

② 吹嘘……而已矣：语出《庄子·刻意》。

③ 彭祖：一作彭铿，或云篯铿，以长寿著称，系古代传说中先秦时期的仙人、养生家，后被道教奉为仙真。

④ 冥心：泯灭俗念，使心境宁静。

固，并拄两肋，摆撼两肩二十四，以去腰肋间风邪。复以两手交捶臂及膊上连腰股各二十四，以去四肢胸臆之邪。复大坐斜身偏倚，两手齐向上如排天状二十四，以去肺间积邪。复大坐伸脚，以两手向前低头扳脚十二次，却钩所伸脚，屈在膝上，按摩二十四，以去心胞络邪气。复以两手据地，缩身曲脊，向上十三举，以去心肝中积邪。复起立据床，扳身向背后，视左右二十四，以去肾间风邪。复起立齐行，两手握固。左足前踏，左手摆向前，右手摆向后；右足前踏，右手摆向前，左手摆向后二十四，去两肩之邪。复以手向背上相捉，低身徐徐宛转二十四，以去两胁之邪。复以足相扭而行前数十步，高坐伸腿，将两足扭向内，复扭向外各二十四，以去两足及两腿间风邪。复端坐闭目，握固冥心。以舌抵上腭，搅取津液满口，漱三十六次，作汩汩声咽之。复闭息，想丹田火自下而上，遍烧身体内外，热蒸乃止。

　　能日行一二遍，久久身轻体健，百病皆除，走及奔马，不复疲乏矣。

八段锦法

　　闭目冥心坐，冥心盘趺而坐。握固静思神。叩齿三十六，两手抱昆仑①。又两手向项后，数九息，勿令耳闻。自此以后，出

---

　　① 昆仑：道教术语，指头脑。《云笈七签》卷十七："眼为日月，发为星辰，眉为华盖，头为昆仑。"

入息皆不可使耳闻。左右鸣天鼓，二十四度闻。移两手心，掩两耳，先以第二指压中指，弹击脑后，左右各二十四次。微摆撼天柱，摇头，左右顾，肩膊随转动二十四，先须握固。赤龙搅水津。赤龙者，舌也。以舌搅口齿并左右颊，待津液生而咽。漱津三十六，一云鼓漱。神水满口匀。一口分三咽，所漱津液分作三口，作声而咽之。龙行虎自奔。液为龙，气为虎。闭气搓手热，以鼻引清气，闭之少顷。搓手急数，令极热，鼻中徐徐乃放气出。背摩后精门。精门者，腰后外肾也，合手心摩毕，收手握固。尽此一口气，再闭气也。想火烧脐轮，闭口鼻之气，想用心火下烧丹田。觉热极，即用后法。左右辘轳转，俯首摆撼两肩三十六，想火自丹田透双关入脑户，鼻引清气，闭少顷间。两脚放舒伸。放直两脚。叉手双虚托，叉手相交，向上托空三次，或九次。低头攀足频。以两手向前攀脚心十二次，乃收足端坐。以候逆水上，候口中津液生。如未生，再用舌急搅，取水同前法。再漱再吞津。如此三度毕，神水九次吞。谓再漱三十六如前，口分三咽，乃为九也。咽下汩汩响，百脉自调匀。河车搬运讫，摆肩并身二十次，及再转辘轳二十四次。发火遍烧身。想丹田火自下而上，遍烧身体。想时口鼻皆闭气少顷。邪魔不敢近，梦寐不能昏。寒暑不能入，灾病不能迍①。子后午前作，造化合乾坤。循环次第转，八卦是良因。

其法于甲子日，夜半子时，起首行时，口中不得出

---

① 迍（zhūn谆）：本指行走艰难，此为滞留之意。

气，唯鼻中微放清气。每日子后午前，各行一次，或昼夜共行三次。久而自知，蠲除①疾病，渐觉身轻。能勤苦不息，则仙道不远矣。

导引歌诀

水潮除后患

平明睡起时，即起端坐，凝神息虑，舌抵上鄂②，闭口调息，津液自生，渐至满口，分作三次，以意送下。久行之，则五脏之邪火不炎，四肢之气血流畅。诸疾不生，久除后患，老而不衰。

诀曰：

津液频生在舌端，寻常数咽下丹田。

于中畅美无凝滞，百日功灵可驻颜。

起火得长安

子午二时，存想真火自涌泉穴起，先从左足行，上玉枕，过泥丸，降入丹田。三遍。次从右足，亦行三遍。复从尾闾起，又行三遍。久久纯熟，则百脉流通，五脏无滞，四肢健而百骸理也。

诀曰：

阳火须知自下生，阴符上降落黄庭。

周流不息精神固，此是真人大炼形。

---

① 蠲除：废除，清除。

② 鄂：通"腭"。

梦失封金匮

欲动则火炽，火炽则神疲，神疲则精滑而梦失也。寤寐时，调息神思，以左手搓脐二七，右手亦然。复以两手搓胁，摆摇七夕①。咽气纳于丹田，握固，良久乃止，屈足侧卧，永无走失。

诀曰：

精滑神疲欲火攻，梦中遗失致伤生。

搓摩有诀君须记，绝欲除贪最上乘。

形衰守玉关

百虑感中，万事劳形，所以衰也。返老还童，非金丹不可，然金丹岂易得哉？善摄生者，行住坐卧，一意不散，固守丹田，默运神气，冲透三关，自然生精生气，则形可以壮，老可以耐矣。

诀曰：

却老扶衰别有方，不须身外觅阴阳。

玉关谨守常渊默，气足神全寿更康。

鼓呵消积聚

有因食而积者，有因气而积者，久则脾胃受伤，医药难治。孰若节饮食，戒嗔怒，不使有积聚为妙？患者当正身闭息，鼓动胸腹，俟其气满，缓缓呵出。如此行五七次，便得通快即止。

---

① 七夕：即七七四十九次之意。因七夕即七月初七，七七相重，故有此说。

诀曰：

气滞脾虚食不消，胸中鼓闷最难调。

徐徐呵鼓潜通泰，疾退身安莫久劳。

兜礼治伤寒

元气亏弱，腠理不密，则风寒伤感。患者端坐盘足，以两手紧兜外肾①，闭口缄息。存想真气自尾闾升，过夹脊，透泥丸，逐其邪气，低头屈抑如礼拜状，不拘数，以汗出为度，其疾即愈。

诀曰：

跏趺端坐向蒲团，手握阴囊意要专。

运气叩头三五遍，顿令寒疾立时安。

叩齿牙无疾

齿之有疾，乃脾胃之火薰蒸。每侵晨②睡醒时，叩齿三十六遍。以舌搅牙龈之上，不论遍数，津液满口，方可咽下。每作三次乃止。凡小解之时，闭口切牙，解毕方开，永无齿疾。

诀曰：

热极风生齿不宁，侵晨叩漱自惺惺。

若教运用常无隔，还许他年老复丁③。

---

① 外肾：即阴囊。

② 侵晨：天快亮时，指拂晓。

③ 丁：强壮。《史记·律书》："丁者，言万物之丁壮也。"

升观鬓不班①

思虑太过，则神耗气虚，血败而鬓班矣。要以子午时，握固端坐，凝神绝念，两眼令光上视泥丸。存想追摄二气，自尾闾间上升，下降返还元海，每行九遍。久则神全，气血充足，发可返黑也。

诀曰：

> 神气冲和精自全，存无守有养胎仙。
>
> 心中念虑皆消灭，要学神仙也不难。

运睛②除眼翳③

伤热伤气，肝虚肾虚，则眼昏生翳，日久不治，盲瞎必矣。每日睡起时，趺坐凝思，塞兑垂帘，将双目轮转十四次，紧闭少时，忽然大瞪。行久不替，内障外翳自散。切忌色欲，并书细字。

诀曰：

> 喜怒伤神目不明，垂帘塞兑养元精。
>
> 精生气化神来复，五内阴魔自失惊。

掩耳去头旋

邪风入脑，虚火上攻，则头目昏旋，偏正作痛。久则中风不语，半身不遂，亦由此致。治之须静坐，升身闭息。以两手掩耳，折头五七次。存想元神逆上泥丸，以逐

---

① 班：通"斑"。指头发花白。
② 睛：原作"睛"，据文意改。
③ 眼翳（yì 毅）：眼病引起的障膜。翳，遮蔽。

其邪，自然风邪散去。

诀曰：

> 视听无闻意在心，神从髓海逐邪氛。
>
> 更兼精气无虚耗，可学蓬莱境上人。

托踏应轻骨

四肢亦欲得小劳，譬如户枢终不朽。熊鸟演法，吐纳导引，皆养生之术也。平时双手上托，如举大石，两脚前踏，如履平地，存想神气，依按四时嘘呵二七次。则身轻体健，足耐寒暑。

诀曰：

> 精气冲和五脏安，四肢完固骨强坚。
>
> 虽然不得刀圭饵，且住人间作地仙①。

搓涂自美颜

颜色憔悴，所由心思过度，劳碌不谨。每晨静坐，闭目凝神，存养神气。冲澹自内达外。以两手搓热，拂面七次。仍以漱津涂面，搓拂数次。行之半月，则皮肤光润，容颜悦泽，大过寻常矣。

诀曰：

> 寡欲心虚气血盈，自然五脏得和平。
>
> 衰颜仗此增光泽，不羡人间五等荣②。

---

① 地仙：住在人间的仙人。葛洪《抱朴子·论仙》："中士游于名山，谓之地仙。"

② 五等荣：即"五荣"，指世人所追求的忠、孝、仁、义、贤五种荣名。

闭摩通滞气

气滞则痛，血滞则肿，滞之为患，不可不慎。治之须澄心闭息，以左手摩滞七七遍，右手亦然，复以津涂之。勤行七日，则气血通畅，永无凝滞之患。修养家所谓干沐浴者，即此义也。

诀曰：

　　荣卫流行不暂休，一才凝滞便堪忧。

　　谁知闭息能通畅，此外何须别计求。

凝抱固丹田

元神一出便收来，神返身中气自回。如此朝朝并暮暮，自然赤子产真胎。此凝抱之功也。平时静坐，存想元神入于丹田，随意呼吸。旬日丹田完固，百日灵明渐通。不可或作或辍也。

诀曰：

　　丹田完固气归根，气聚神凝道合真。

　　久视定须从此始，莫教虚度好光阴。

淡食能多补

五味之于五脏，各有所宜。若食之不节，必至亏损。孰若食淡、谨节之为愈也。然此淡，亦非弃绝五味，特言欲五味之冲淡耳。仙翁①有云："断盐不是道，饮食无滋味。"可见其不绝五味。淡对浓而言，若膏粱过度之类，

---

① 仙翁：指太白真人，语见《悟真篇注疏·太白真人破迷歌》。

如吃素是也。

诀曰：

> 浓味伤人无所知，能甘淡薄是吾师。
>
> 三千功行从兹始，天鉴行藏信有之。

无心得大还

大还之道，圣道也。无心者，常清常静也。人能常清静，天地悉皆归。何圣道之不可传，大还之不可得哉！《清静经》[1]已备言之矣。修真之士，体而行之。欲造夫清真灵妙之境，若反掌耳。

诀曰：

> 有作有为云至要，无声无臭语方奇。
>
> 中秋午夜通消息，明月当空造化基。

却病八则

平坐，以一手握脚指，以一手擦足心赤肉。不计数目，以热为度。即将脚指略略转动，左右两足心更手握擦，倦则少歇。或令人擦之，终不若自擦为佳。此名涌泉穴，能除湿气，固真元。

临卧时，坐于床。垂手解衣，闭息，舌拄上腭，目视顶门，提缩谷道[2]。两手摩擦两肾腧各一百二十。多多益

---

① 清静经：道教典籍，全称《太上老君说常清静经》，是道教炼养术重要资料之一，传为三国时道士葛玄所传。

② 谷道：即肛门。

善。极能生精、固阳、治腰痛。

两肩后小穴中，为上元、六合之府。常以手捏雷诀，以大指骨曲按三九遍。又搓手熨摩两目、颧上及耳根，逆来发际各三九。能令耳目聪明，夜可细书。

并足壁立，向暗处，以左手从顶后紧攀右眼，连头用力反顾亮处九遍。右手亦从项后紧攀左眼，扭顾照前。能治双目赤涩火痛。单病则单行。

静坐，闭息纳气，猛送下，鼓动胸腹，两手作挽弓状，左右数四。气极满，缓缓呵出，五七通，快即止。治四肢烦闷、背急、停滞。

覆卧去枕，壁立两足。以鼻纳气四，复以鼻出之四。若气出之极，合微气再入鼻中，勿令鼻知。除身中热及背痛之疾。

端坐伸腰，举左手抑掌，以右手承右胁。以鼻纳气，自极七息。能除淤血、结气。端坐伸腰，举右手仰掌，以左手承左胁。以鼻纳气，自极七息。能除胃寒、食不消。

凡经危险之路、庙貌①之间，心有疑忌，以舌拄上腭，咽津一二遍，左手第二、第三指按捏两鼻孔中间所隔之际，能遏百邪。仍叩齿七遍。

---

① 庙貌：指庙宇及神像。《诗经·清庙》郑玄笺："庙之言貌也。死者精神不可得而见，但以生时之居，立宫室象貌为之耳。"

勿药元诠

休宁汪昂①手辑

总　论

人之有生，备五官百骸之躯，具圣知中和之德，所系非细也。不加葆摄，恣其戕伤，使中道②而夭横，负天地之赋畀③，辜父母之生成，不祥孰大焉？故《内经》曰：圣人不治已病治未病。夫病已成而后药之，譬犹渴而穿井，斗而铸兵，不亦晚乎④？兹取养生家言浅近易行者，聊录数则，以听信者之修持。又将饮食起居之禁忌，撮其大要，以为纵恣者之防范。使人知谨疾而却病，不犹胜于修药而求医也乎？

《内经·上古天真论》曰：上古之人，法于阴阳，和于术数，保生之法。食饮有节，起居有时，不妄作劳，故能

---

① 汪昂（1615—1694）：字讱庵，初名恒，安徽休宁人。为明末清初著名医家，著有《素问灵枢类纂约注》《医方集解》《本草备要》《汤头歌诀》等。

② 中道：中途，半途。

③ 畀（bì 必）：给予。

④ 圣人……晚乎：语见《素问·四气调神大论》："是故圣人不治已病治未病，不治已乱治未乱，此之谓也。夫病已成而后药之，乱已成而后治之，譬犹渴而穿井，斗而铸锥，不亦晚乎？"

形与神俱，而终尽其天年，度百岁乃去。今时之人不然也，以酒为浆，以妄为常，醉以入房，以欲竭其精，以耗损其真，不知持满，恐倾之意。不时御神，务快于心，逆于生乐，起居无节，故半百而衰也。夫上古圣人之教下也，虚邪贼风，避之有时，恬澹虚无，真气从之，精神内守，病安从来。

调　息

调息一法，贯彻三教。大之可以入道，小用可以养生。故迦文①垂教，以视鼻端，自数出入息，为止观初门。庄子《南华经》②曰：至人之息以踵。《大易·随卦》曰："君子以向晦入宴息③。"王龙溪④曰："古之至人有息无睡，故曰'向晦入宴息'。"宴息之法，当向晦时，耳无闻，目无见，四体无动，心无思虑，如种火相，似先天元神、元气停育相抱，真意绵绵，《老子》曰："绵绵若存⑤。"

---

① 迦文：指释迦牟尼，因释迦牟尼亦称释迦文佛，省称"迦文"。

② 南华经：即《庄子》。唐玄宗天宝元年（724）诏封庄子为"南华真人"，《庄子》则被称为《南华真经》。引文见《庄子·大宗师》，原文为"真人之息以踵"。

③ 君子以向晦入宴息：语见《周易·随》卦之《象辞》。

④ 王龙溪：即王畿（1498—1583），字汝中，号龙溪，浙江山阴（今浙江绍兴）人。系明代大儒王阳明学生，亦为"阳明学派"的重要代表之一，在哲学史上有一定影响。文中引文见《龙溪王先生全集·东游会语》，原文为："《易》云：'君子以向晦入晏息。'古之至人由息无睡。凡由所梦，即是先兆，非睡魔也。"

⑤ 绵绵若存：语出《老子》第四章。

开合自然，与虚空同体，故能与虚空同寿也。世人终日营扰，精神困惫，夜间靠此一睡，始够一日之用。一点灵光，尽为后天浊气所掩，是谓"阳陷于阴"也。

调息之法，不拘时候，随便而坐，平直其身，纵任其体，不倚不曲，解衣缓带，腰带不宽，则上下气不流通。务令调适，口中舌搅数遍，微微呵出浊气。不得有声。鼻中微微纳之，或三五遍，或一二遍，有津咽下，叩齿数通，舌抵上颚，唇齿相着，两目垂帘，令胧胧然。渐次调息，不喘不粗，或数息出，或数息入，从一至十，从十至百，摄心在数，勿令散乱，如心息相依，杂念不生，则止勿数，任其自然，坐久愈妙。若欲起身，须徐徐舒放手足，勿得遽起。能勤行之，静中光景，种种奇特，直可明心悟道，不但养身全生而已也。调息有四相：呼吸有声者，风也，守风则散；虽无声而鼻中涩滞者，喘也，守喘则结；不声不滞而往来有形者，气也，守气则劳；不声不滞出入绵绵，若存若亡，神气相依，是息相也。息调则心定，真气往来，自能夺天地之造化，息息归根，命之蒂也。

苏子瞻①《养生颂》曰：已饥方食，未饱先止。散步逍遥，务令腹空。当腹空时，即便入室，不拘昼夜，坐卧自便，惟在摄身。使如木偶，常自念言：我今此身，若少

----

① 苏子瞻：即苏轼（1037—1101），字子瞻，号东坡居士，因此也称苏东坡。《养生颂》即《东坡志林》中的《养生说》。

动摇，如毫发许，便堕地狱。如商君①法，如孙武②令，事在必行，有死无犯。又用佛语及老聃语，视鼻端白，数出入息，绵绵若存。用之不勤，数至数百，此心寂然，此身兀然，与虚空等，不烦禁制，自然不动。数至数千，或不能数，则有一法，强名曰"随"，与息俱出，复与俱入，随之不已，一旦自住，不出不入，忽觉此息，从毛窍中，八万四千，云蒸雨散。无始以来，诸病自除，诸障自灭，自然明悟。定能生慧。譬如盲人，忽然有眼，此时何用求人指路？是故老人言尽于此。

小周天

先要止念，身心澄定，面东跏坐③。平坐亦可，但前膝不可低，肾子不可着物。呼吸平和，用三昧印，掐无名指，右掌加左掌上。按于脐下，叩齿三十六通，以集身神，赤龙搅海，内外三十六遍。赤龙，舌也。内外，齿内外也。双目随舌转运，舌抵上颚，静心数息，三百六十周天毕。待神水满，漱津数遍，用四字诀，撮抵闭吸也，撮提谷道，舌抵上颚，目闭上视，鼻吸莫呼。从任脉撮过谷道到尾闾，以意运送，徐徐上夹脊

---

① 商君：即商鞅（前395—前338），战国著名政治家、思想家，先秦法家代表人物，在秦国施行变法，制定了极为严厉的法律。

② 孙武：春秋时杰出的军事家，著《孙子兵法》十三篇，为后世兵法家所推崇，被誉为"兵学圣典"。其治军极严，令出必行。

③ 跏坐：即结跏趺坐，佛教中修禅者的坐法。以两足交叉置于左右股上，称全跏坐。以左足置于右股，或以右足置于左股上，叫半跏坐。

中关，渐渐速些。闭目上视，鼻吸莫呼，撞过玉枕，颈后骨。将目往前一忍，直转昆仑，头顶。倒下鹊桥，舌也。分津送下重楼，入离宫，心也。而至气海，坎宫丹田。略定一定。复用前法，连行三次。口中之津，分三次咽下，所谓"天河水逆流"也。静坐片时，将手左右擦丹田一百八下，连脐抱住，放手时，将衣被围住脐轮，勿令风入。古云：养得丹田暖暖热，此是神仙真妙诀。次将大指背擦热，拭目十四遍，去心火。擦鼻三十六遍，润肺。擦耳十四遍，补肾。擦面十四遍，健脾。双手掩耳鸣天鼓，徐徐将手往上，即朝天揖。如此者三，徐徐呵出浊气四五口，收清气，双手抱肩，移筋换骨数遍。擦玉枕关二十四下，擦腰眼一百八下，擦足心各一百八下。

道经六字诀

呵、呼、呬、嘘、吹、嘻，每日自子至巳为六阳时，面东静坐，不必闭窗，亦不令风入，叩齿三十六通。舌搅口中，候水满时，漱炼数遍，分三口咽咽咽下，以意送至丹田。微微撮口，念"呵"字，呵出心中浊气。念时不得有声，反损心气。即闭口鼻吸清气以补心，吸时亦不得闻吸声。但呵出令短，吸入令长，如此六次。再念"呼"字六遍以治脾，再念"呬"字六遍以治肺，再念"嘘"字六遍以治肝，再念"嘻"字六遍以治三焦客热，再念"吹"字六遍以治肾，并如前法。谓之三十六小周天也。诗曰：春嘘明目木扶肝，夏至呵心火自闲。秋呬定收金气润，冬吹惟要坎中安。三焦嘻却除烦热，四季长呼脾化食。切忌出声闻口耳，其功尤胜保神丹。

一秤金诀

一吸便提，气气归脐；一提便咽，水火相见。不拘行住坐卧，舌搅华池，抵上腭，候津生时，漱而咽下，咽咽有声。人一身之水皆咸，惟舌下华池之水甘淡，又曰，咽下咽咽响，百脉自调匀。随于鼻中吸清气一口，以意目力，同津送至脐下丹田，略存一存，谓之一吸。随将下部轻轻如忍便状，以意目力，从尾闾提起上夹脊双关，透玉枕，入泥丸，脑宫。谓之一呼。周而复始，久行精神强旺，百病不生。

金丹秘诀

一擦一兜，左右换手。九九之功，真阳不走。戌亥二时，阴盛阳衰之候。一手兜外肾，一手擦脐下。左右换手，各八十一。半月精固，久而弥佳。

李东垣曰：夜半收心，静坐片时。此生发周身元气之大要也。

积神生气，积气生精，此自无而之有也。炼精化气，炼气化神，炼神还虚，此自有而之无也。

发宜多梳，面宜多擦，目宜常运，耳宜常弹。闭耳弹脑，名"鸣天鼓"。舌宜抵颚，齿宜数叩，津宜数咽，浊宜常呵。背宜常暖，胸宜常护，腹宜常摩，谷道宜常撮，肢节宜常摇，足心宜常擦，皮肤宜常干沐浴。即擦摩也。大小便宜闭口勿言。

诸　伤

久视伤血，久卧伤气，久坐伤肉，久立伤骨，久行伤筋。暴喜伤阳，暴怒伤肝，穷思伤脾，极忧伤心，过悲伤肺，多恐伤肾，喜惊伤胆。多食伤胃，醉饱入房伤精，竭力劳作伤中。

春伤于风，夏为飧泄；夏伤于暑，秋为痎疟；秋伤于湿，冬必咳嗽；冬伤于寒，春必病温。夜寝语言，大损元气，故圣人戒之。

风寒伤

沐浴临风，则病脑风痛风。饮酒向风，则病酒风漏风。劳汗暑汗当风，则病中风暑风。夜露乘风，则病寒热。卧起受风，则病痹厥。衣凉冒冷，则寒外侵。饮冷食寒，则寒内伤。人惟知有外伤寒，而不知有内伤寒，讹作"阴证"，非也。凡冷物不宜多食，不独房劳为然也。周扬俊[1]曰：房劳未尝不病阳证，头痛发热是也。但不可轻用凉药耳。若以曾犯房劳，便用温药，杀人多矣。昂按：诸书从未有发明及此者，世医皆罕知之。

---

[1]　周扬俊：清代医家，字禹载，苏州人。少攻举子业，屡试不第。年近四十乃弃儒习医，颇有医名。撰有《温热暑疫全书》等。

周子此论，可谓有功于世矣。早起露首跣足①，则病身热头痛。纳凉阴室，则病身热恶寒。多食凉水瓜，则病泄痢腹痛。夏走炎途，贪凉食冷，则病疟痢。

湿　伤

坐卧湿地，则病痹厥疠风。冲风冒雨，则病身重身痛。长着汗衣，则病麻木发黄。勉强涉水，则病脚气挛痹。饥饿澡浴，则病骨节烦痛。汗出见湿，则病痤痱。痤，疖也。

饮食伤

经曰：饮食自倍，肠胃乃伤②。膏粱之变，足能也。生大疔③。膏粱之疾，消瘅痿厥，饱食太甚，筋脉横解，肠澼为痔。饮食失节，损伤肠胃。始病热中，末传寒中。怒后勿食，食后勿怒。醉后勿饮冷，引入肾经，则有腰脚肿痛之病。饱食勿便卧。

饮酒过度，则脏腑受伤。肺因之而痰嗽，脾因之而倦怠，胃因之而呕吐，心因之而昏狂，肝因之而善怒，胆因之而忘惧，肾因之而烁精，膀胱因之而溺赤，二肠因之而泄泻。甚则劳嗽失血、消渴黄疸、痔漏痈疽，为害无穷。

---

①　跣（xiǎn 显）足：光着脚。

②　饮食……乃伤：语见《素问·痹论》。

③　膏粱……大疔：语见《素问·生气通天论》，原作"高粱之变，足生大丁"。

咸味能泻肾水，损真阴。辛辣大热之味，皆损元气，不可多食。

色欲伤

男子二八而天癸至，女人二七而天癸至，交合太早，斫丧①天元，乃夭之由。男子八八而天癸绝，女人七七而天癸绝，精血不生，入房不禁，是自促其寿算。人身之血，百骸贯通，及欲事作，撮一身之血至于命门，化精以泄。人之受胎，皆禀此命火以有生。故《庄子》曰：火传也不知其尽也②。夫精者，神倚之如鱼得水。神必倚物，方有附丽。故《关尹子》③曰：精无人也，神无我也。《楞严经》④曰：火性无我，寄于诸缘。气依之，如雾覆渊。不知节啬，则百脉枯槁。交接无度，必损肾元。外虽不泄，精已离宫，定有真精数点随阳之痿而溢出。如火之有烟焰，岂能复返于薪哉？

---

① 斫丧：摧残，伤害。

② 火传也不知其尽也：语见《庄子·养生主》。

③ 关尹子：又名《文始经》或《关令子》，道家典籍。南宋时始出，作者传为周代函谷关令尹喜，但后世多认为系伪托。引文见《关尹子·符》，原文为："水可析可合，精无人也……以精无人，故米去壳则精存，以神无我。"

④ 楞严经：大乘佛教经典，全名为《大佛顶如来密因修证了义诸菩萨万行首楞严经》。一般认为在唐朝时传至中国，经怀迪证义，房融笔受，译成汉文。引文见《楞严经》卷三。

寿人经

甘泉汪晸①手辑

理脾土诀

两足立定，以两手左右摇摆。手左目左，手右目右。意到足根，脾土自能疏通。且五脏皆系于背，骨节灵通，均获裨益。

理肺金诀

先以左右单手向内转，伏于足前者三次。以左右单手向外转，伏于足前者三次。以左右双手向内转，次以左右双手向外转，伏于足前如之。

理肾水诀

握两拳，紧抵左右腰际，身向两边摇摆，使气达内肾，不拘数。再以两手垂睾丸之前，身向两边摇摆，使气达外肾，亦不拘数。

---

① 汪晸：清代甘泉（今江苏江都境内）人。生平不详。

理肝木诀

以左右两手次第向下捺，思令气达掌心，行至指尖为度，不拘数。再以两手如鸟舒翼状，左右各三。再以两手当胸，自上而下，复自下而上者三。再以两手向左向右各三，上下如当胸。

理心火诀

先合两手，由胸前分排至脊后者三次。以左右两臂，各贴心窝者三次。以两手全伸，如扯硬物状，由胸前掷于背后者三次。以两手向地面，若持重物状，举过胸前，左持右掷，右持左掷，各三。

坐功诀

两足曲盘，气由尾闾上达泥丸，下注丹田者九。气由左右两臂达于手指者七。由左右两股达于足指者七。所谓"河车搬运"也。

长揖诀

叉两手，托天当面，揖伏于地者九。叉两手，左右揖伏于地者各五次。

导引诀

择极高极洁之地，取至清至和之气。由鼻吸入者，冲于丹田；由口入者，冲于肠腹。或三或五或七皆可。最忌地之不洁，气之不清。慎之！慎之！

以上数条，不拘时，不拘数，行功时以自然为主，不可稍稍伤气，稍稍伤力。如意行之最妙，盖意到即气到，气到即血行。久而无间，功效自生，亦却病延年之一助也。

延年九转法

新安①方开手辑

　　方老人，名开，新安人。莫知纪年，偕之游者辄言与其祖父相习，约近百年人也。多力，声如钟，七尺挺坚，撼之若铁。戏者以长绳系其腕，令十余人拽之后，引手十余人掣而前，以二指钩二人，悬而起，行如飞，追者莫能及。常一刻往通州市②饼，行四十余里归，饼犹炙手，人皆称为"地仙"云。余少多疾，药饵导引，凡可愈疾者，无不遍访，最后始识方君。凡游戏玩弄之术，试其技，能者不具述。第求其却病之方。方君曰："吾道之妙，医不假药。体乎易简之理，合乎运行之数。天以是而健行，人以是而延生。岂第却病已乎？"乃语以"延年九转法"，其道妙合阴阳，中按节度。余循习行之，疾果渐减。后以此法语亲交中，病者无不试有奇效。即方君之瑰奇伟异，群目神仙中人者亦率由此。余不敢自秘，绘图列说，付之剞劂③，以广其传。既不昧平日之所得力，亦欲世人共登寿

---

　　① 新安：即徽州，简称"徽"，位于新安江上游，古称新安。辖境为今安徽黄山市一带。

　　② 市：购买。

　　③ 剞劂（jījué 基绝）：本意为刻刀，引申为刻印书籍。

域云尔。

雍正乙卯中秋既望[1]，长白颜伟识。

第一图

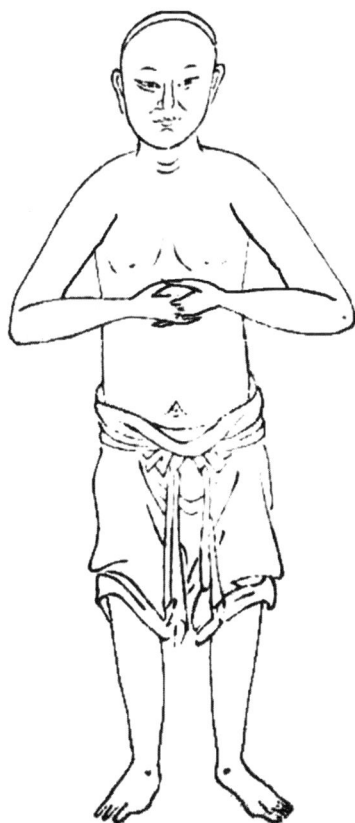

以两手中三指按心窝，由左顺摩圆转二十一次。

---

[1] 既望：旧时对阴历十六日的特称。

第二图

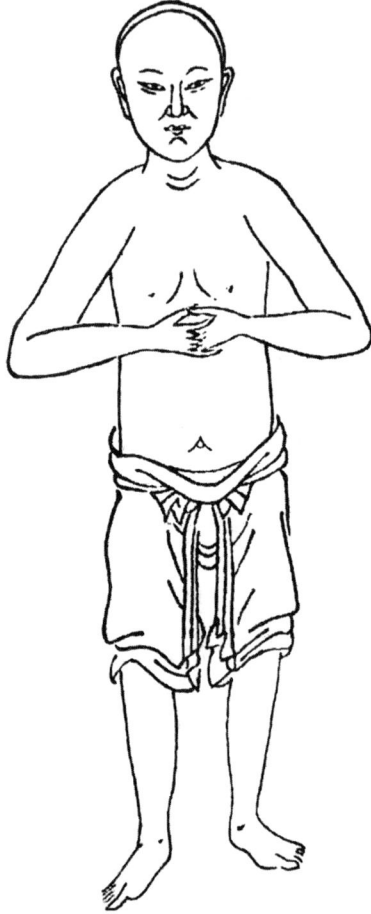

以两手中三指，由心窝顺摩而下，且摩且走，摩至脐
下高骨为度。

第三图

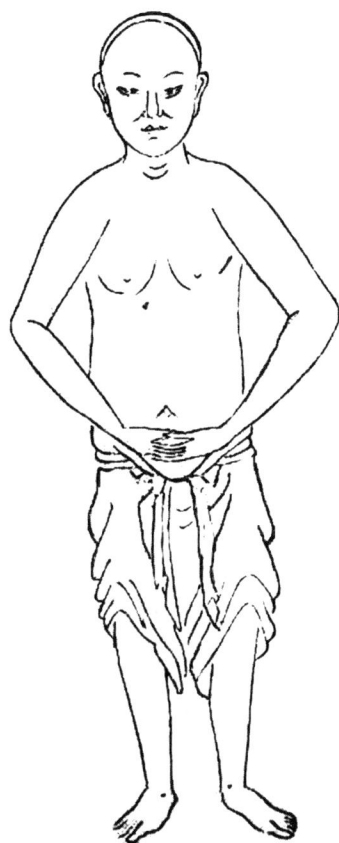

　　以两手中三指，由高骨处向两边分摩而上，且摩且
走，摩至心窝，两手交接为度。

第四图

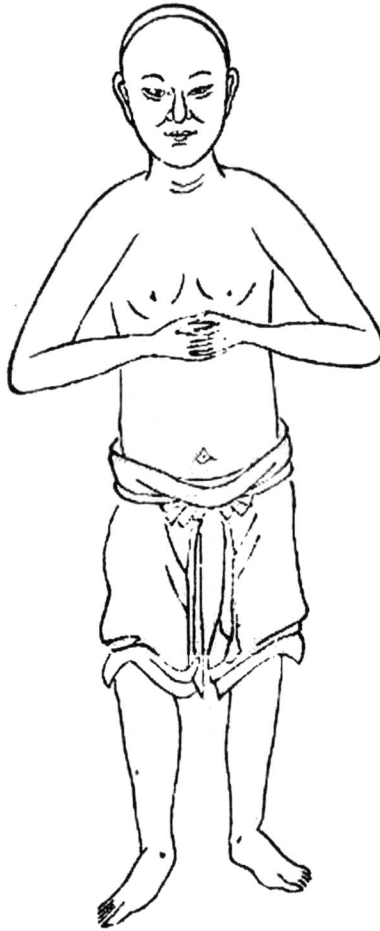

以两手中三指，由心窝向下，直推至高骨二十一次。

第五图

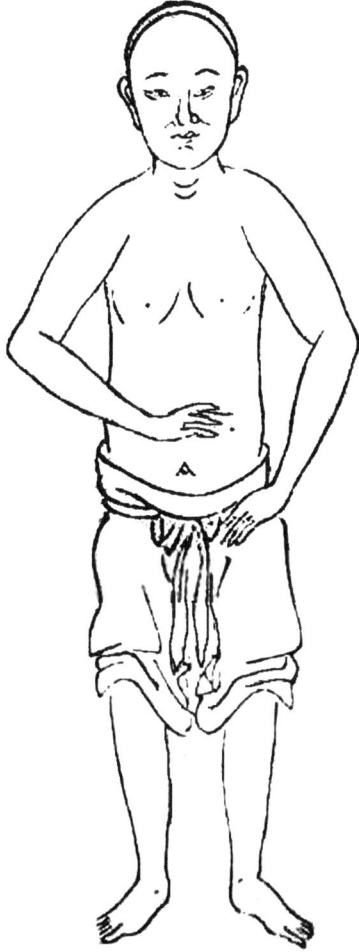

以右手由左绕摩脐腹二十一次。

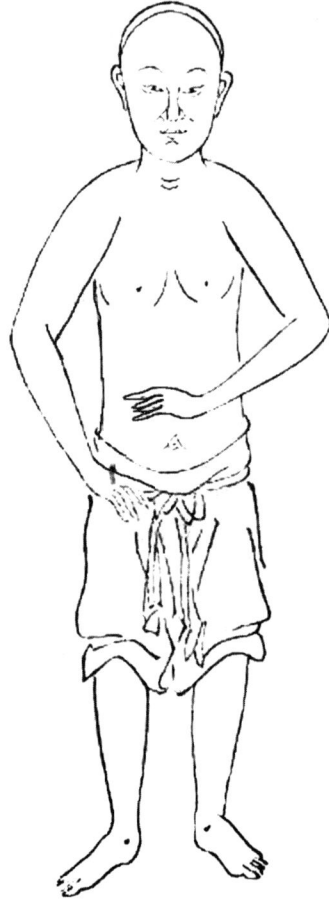

以左手由右绕摩脐腹二十一次。

第七图

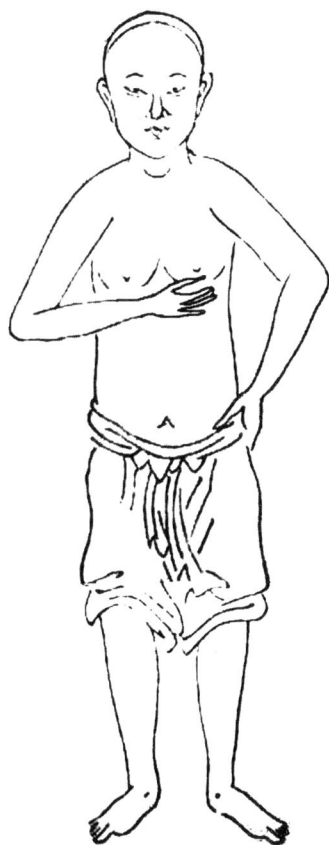

以左手将左边软胁下腰肾处，大指向前，四指托后，轻捏定；用右手中三指，自左乳下直推至腿夹二十一次。

第八图

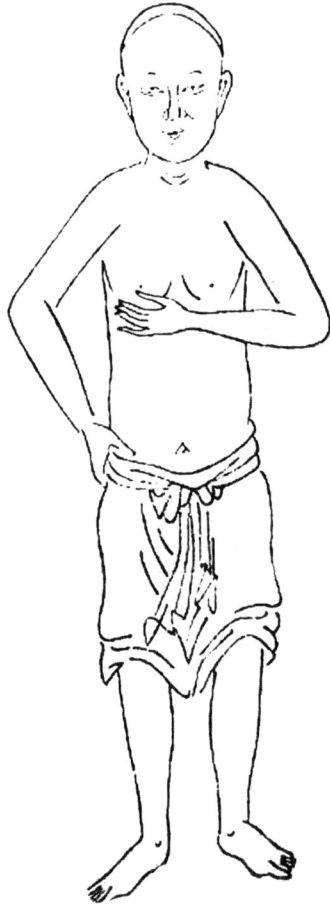

以右手将右边软胁下腰肾处，大指向前，四指托后，轻捏定；用左手中三指，自右乳下直推至腿夹二十一次。

第九图

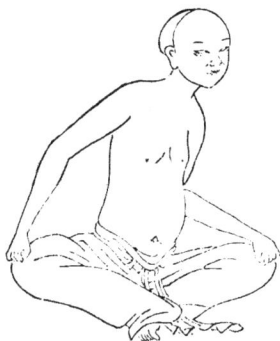

推毕，遂趺坐，以两手大指押子纹，四指拳屈，分按两膝上。两足十指亦稍钩曲，将胸自左转前，由右归后，摇转二十一次毕。又照前自右摇转二十一次。

前法，如摇身向左，即将胸肩摇出左膝，向前即摇伏膝上，向右即摇出右膝，向前即弓腰后撒，总以摇转满足为妙。不可急摇，休使着力。

全图说

全图则理备，生化之微，更易见也。天地本乎阴阳，阴阳主乎动静。人身，一阴阳也；阴阳，一动静也。动静合宜，气血和畅，百病不生，乃得尽其天年。如为情欲所牵，永违动静。过动伤阴，阳必偏胜；过静伤阳，阴必偏胜。且阴伤而阳无所成，阳亦伤也；阳伤而阴无所生，阴亦伤也。既伤矣，生生变化之机已塞，非用法以导之，则生化之源无由启也。摩腹之法，以动化静，以静运动，合乎阴阳，顺乎五行，发其生机，神其变化。故能通和上下，分理阴阳，去旧生新，充实五脏，驱外感之诸邪，消内生之百症。补不足，泻有余，消长之道，妙应无穷，何须借药烧丹，自有却病延年之实效耳。

凡摩腹时，须凝神静虑，于矮枕平席，正身仰卧齐足。手指轻摩缓动，将八图挨次做完，为一度。每逢做时，连做七度。毕，遂起坐，摇转二十一次。照此，清晨睡醒时做，为早课；午中做，为午课；晚来临睡做，为晚课。日三课为常。倘遇有事，早晚两课必不可少。初做时，一课三度；三日后，一课五度；再三日后，一课七度。无论冗忙，不可间断。

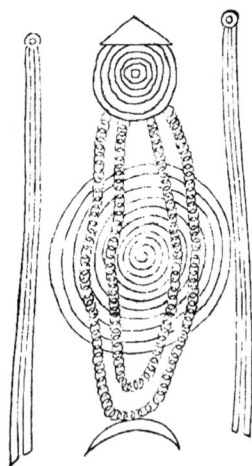

跋①

　　余幼年好武，喜操练，凡有益于筋骨气血者无不习之。虽为躯壳起见，然年已七十有一，耳目手足卒无衰老之状。每一思之，快然自足。曰：此无病之福也。向非加意保身，安能有此乐哉！惟于四十九岁，官树村汛②时，奔走劳心太甚，致患失眠，迄今二十余年。遍访医方调治，竟未能愈。兹得朴之冉公所藏方仙③《延年法》，朝夕定心闭目，调息守中，如法课之，作为性命之工。未及两月，患已若失。每晚课毕，竟能彻夜酣睡。次日精神爽朗，行数十里，脚力更觉轻健。于是将此法命子聂抄录数册，传于素识之患虚痨及停饮者，无不愈。由是，索取者日繁，笔墨难以应付，即将原本重为缮写详校付梓④，以广其传。俾壮老无病者获此可以延年，有病者即可速愈。举斯世共享延年无病之福，岂非大快事耶！

　　　　　　　　　　道光辛丑夏四月金台韩德元跋

---

　　① 跋：原无，据文补。
　　② 官树村汛：在树村汛任职。树村为地名，位于今北京市圆明园附近，清时有军营驻扎。汛，明清时对军队驻防地的称谓。
　　③ 方仙：即指方开。
　　④ 付梓：指书稿雕版印行。梓，刻板。

校注后记

    本次整理工作自 2010 年岁末开始进行，由于《观身集》《颐身集》此前均未进行过系统的校勘、注释工作，故此在整理工作中遇到了不少困难。虽然单论字数而言，二书并不算长，但是均系医籍汇编，共计有 9 篇医学文献之多。而且二书虽然均有相对集中的主题，但毕竟涉及的内容较为庞杂，特别是《颐身集》，主要收录养生文献，其中多涉及各类功法，整理起来殊为不易。

    在整理工作中发现，目前学界对于叶志诜其人及其医书认识远远不够，虽然各中医类工具书中均有收录及介绍，但存在不少错讹之处：

    如《中医古籍总目》等中称其亦"字廷芳"，《中国医籍大辞典》中也称其"字廷芳"，但实际上，"廷芳"系叶志诜祖父之号，因为叶志诜编选的医书中，《五种经验方》系重刊，原书由叶志诜祖父叶廷芳编纂，故此造成了后世的误会。

    又如《中国医籍大辞典》中将《五种经验方》的编选者归为叶志诜，成书年代归为 1850 年也系误解，应为叶廷芳于 1778 年所编。

    还有的工具书中将叶志诜描述为《观身集》的作者，认为是其撰写是书，此亦有误，叶志诜应为编选者。

上述这些错误的出现，都源于叶志诜本非医家，医界对其生平事迹不甚了解，而其《汉阳叶氏医类丛刻》在广州刊刻之时，恰逢战乱，流传亦不算广，以致后世以讹传讹的缘故。故此对其生平略加考证，以正视听。

叶志诜（1779—1863），字仲寅，号东卿，晚自号遂翁，湖北汉阳（今武汉）人，清代中晚期的知名学者。

叶志诜之父叶继雯，字云素，世称"云素先生"，清乾隆年间进士，官至给事中，有文名，著有《朱子外纪》《读礼杂记》等。叶志诜之子名琛、名沣均为晚清名臣，特别是长子叶名琛，更是晚清重臣，曾任广东巡抚、两广总督等职，权重一时。

叶志诜生有殊资，酷爱读书，于书无所不窥。后师从当时的一流学者翁方纲、刘墉，与当时京师的学者多有交游。嘉庆九年（1804）翰林进册，历官国子监典簿，主掌印章、监务、章奏文书等，兼署监丞、博士典籍，充国子监则例馆提调，后充国史馆分校、治河分校，仕至兵部武选司郎中。六十岁致仕归家。其任职期间，官声颇佳，"清识秉正，吏不能上下手"（《夏口县志·人物志》）。六十岁致仕返乡。

叶志诜于道光二十八年（1848）来到长子叶名琛任职地广东养老，就养于粤东节署。此时叶志诜已经年近古稀，但依然精神矍铄，终日以图史自娱，笔耕不辍。《汉阳叶氏医类丛刻》就于此时期陆续刊刻。后由于广东变乱，叶志诜返回家乡。同治二年（1863）卒于家，享年八十五岁。"以子贵，晋封光禄大夫，建威将军，体仁阁大学士，两广总督"。

叶志诜博学多才，在书法、金文、绘画、诗文等领域都有一定成就，长于金石文字之学，能辨其源流，剖析毫芒。收藏金石、书画、古今图书甚富。清著名学者叶昌炽曾阅览过他的藏书，称他收罗广泛。藏书楼有"简学斋""平安馆""怡怡草堂""兰话堂""二垒轩""二百兰亭斋"等。藏书印有"叶志铣及见记""居汉之阳""东卿校读""师竹斋图书""淡翁印""叶印志铣""淡翁""叶氏平安馆记""东卿过眼""汉阳叶氏珍藏""平安馆"等。著作主要有《咏古录》《识字录》《金山鼎考》《寿年录》《上第录》《稽古录》《平安馆诗文集》《简学斋文集》等。

叶志诜虽然并不以医名，但却与医药有着不解之缘，系"叶开泰药店"的传人。叶开泰药店始创于明清之际，后不断壮大发展，鼎盛时期与北京同仁堂、杭州胡庆余堂、广东陈李济并列为四大药店。1952年，叶开泰与陈太乙、陈天保两家同行联合申报成立了健民制药厂，系今日药业公司"武汉健民"的前身。

叶家自第四代叶松亭科举入仕始，开始走亦官亦商之路，每一代皆有人走仕途，最显赫者便是官至两广总督的叶名琛。至于药店的日常事物，则雇专人管理。叶志诜的精力主要在仕途之上，但药店的大事仍会参与过问。据《汉口夏志》记载："汉阳祖遗药店，司会计者干没至巨万，志诜为弥缝而善遣之。"

叶志诜"注重养生术，又通针灸、经络之学"，晓医药，在《咽喉脉证通论》一书的序言中，他便自言："余试其方屡效，并制牛黄丸授病者，已二十余年。"叶志诜晚年到广州养老后，其子叶名琛除了为他修建长春仙馆居住之外，还特地在旁边修建了药圃供其种植药物，由此也可看出他对于医药的兴趣所在。

最能体现叶志诜医学素养与贡献的还是《汉阳叶氏医类丛刻》了。《汉阳叶氏医类丛刻》计有七种，包括《神农本草经赞》《观身集》《颐身集》《绛囊撮要》《信验方录》《五种经验方》《咽喉脉证通论》。虽然系合称，但七种书并非同时刊印，而是于 1850～1854 年间陆续付梓。据其编纂方式可分为三种类型：《神农本草经赞》为叶志诜所著，而《观身集》《颐身集》则系叶志诜编选，《绛囊撮要》《信验方录》《五种经验方》《咽喉脉证通论》四种则为重刊。

《神农本草经赞》是叶志诜所撰写的一部独特的本草学著作，该书以清代学者孙星衍所辑《神农本草经》为依据，将其全文收录，为每种药物作四言一句的赞语。《五种经验方》为五种方书的汇编，包括《痢疾诸方》《疟疾诸方》《金创花蕊石散方》《疔疮诸方》《喉科诸方》，系叶志诜祖父叶廷芳于乾隆四十三年（1778）编选而成。《绛囊撮要》集中药、方剂为一体，主要介绍405味中药、473个方剂（其中包括附方177个），其撮方以"正平"为旨，该书署名为清代云川道人所著。《咽喉脉证通论》于道光三十年（1850）与咸丰四年（1854）刊刻两次，分别由粤东抚署与两广督署开雕。该书系喉科著作，相传为宋代时异僧所传。《信验方录》（附《续信验方录》）系咸丰四年（1854）由两广督署刊刻，作者署名为清卢荫长。该书约成书于1804年，是一本颇切实用的方书。

《汉阳叶氏医类丛刻》刊行后，由于正逢两广战乱，叶志诜匆匆返回故乡，而叶名琛也被俘。因此流传不广，成为了稀有的版本。但由于其具有较高的文献价值，因此在后世各类丛书中屡被收录。如《绛囊撮要》被收入《珍本医书集成》第三册，2000年海南出版社《故宫珍本丛刊》中也将《汉阳叶氏医类丛刻》本之《绛囊撮要》《五种经验方》《咽喉脉证通论》三种收入影印出版。

综上所述，叶志诜虽非医家，而且除了《神农本草经赞》系其原创之外，其余诸书都非出自其手，但叶志诜对于中医文献的保存之功不可没。明清时期医书众多，但难免泥沙俱下，作为编选者而言，需要有精到的眼光方能沙里淘金，挑选出有价值的著作。由于叶志诜博学多识，兼通医药，故《观身集》与《颐身集》所收皆具有较高的医学文献价值，对于了解明清时期医学、养生学的面貌不无裨益。特别是《观身集》中收录沈绂的《十二经脉络》，目前尚未在其它地方发现，堪称孤本。

总 书 目

I

本　草

方　书

卫生编

袖珍方

仁术便览

古方汇精

圣济总录

众妙仙方

李氏医鉴

医方丛话

医方约说

医方便览

乾坤生意

悬袖便方

救急易方

程氏释方

集古良方

摄生总论

辨症良方

活人心法（朱权）

卫生家宝方

寿世简便集

医方大成论

医方考绳愆

鸡峰普济方

饲鹤亭集方

临症经验方

思济堂方书

济世碎金方

揣摩有得集

呕斋急应奇方

乾坤生意秘韫

简易普济良方

内外验方秘传

名方类证医书大全

新编南北经验医方大成

临证综合

医级

医悟

丹台玉案

玉机辨症

古今医诗

本草权度

弄丸心法

医林绳墨

医学碎金

医学粹精

医宗备要

医宗宝镜

医宗撮精

医经小学

医垒元戎

医家四要

证治要义

松厓医径

扁鹊心书

素仙简要

慎斋遗书

折肱漫录

丹溪心法附余

V